JN065516

小さな異変も
こぼさず拾える!

岡本 光宏

子どもの診かた、気づきかた

じほう

小児科診療のハードルを下げたい

　子どもを診るのは小児科医の仕事だと思っていた。だが，地方では小児科医不足が進み，小児科医だけで子どもを診ていける時代ではなくなった。これは，2017年に兵庫県丹波市で地域医療をするようになって実感したことだ。私が知らなかっただけで，きっとずいぶん昔からこの問題は存在していたのだろう。**これからの子どもを支えていくには，内科や研修医の先生たちの力が必要だ。** そう気づいたときから，私はもっと簡単に子どもを診療できないのか，ということばかりを考えるようになった。小児科診療の技術的・心理的なハードルを下げたい。高齢者を診る機会のほうが圧倒的に多く，子どもを診る機会が相対的に少ないプライマリケアの先生や，そもそも子どもを診る経験自体が絶対的に少ない研修医の先生であっても，**子どもは難しい・無理だと思うことなく診療できる方法を模索した。**

　まず私は，自院の研修医に向けて小児のマニュアルを作った。じほう様の協力もあって，2019年には「小児科ファーストタッチ」という書籍となった。私に忖度してかどうかは知らないが，当院の研修医はファーストタッチを片手に子どもの診療を行っている。アナフィラキシーや気管支喘息発作など，病名がついている状況での彼らのファーストタッチは迅速で的確だ。治療計画の説明に関しても，研修医の先生はなかなかスマートで堂々としている。若い先生たちの戦力は正直なところ私の想像以上で，彼らのおかげで私はすでに何度も助けられた。病名がついていると，道がクリアに見えるのだろう。「小児科ファーストタッチ」であれ，UpToDateであれ，病名を検索すれば，必要な知識は瞬時に手に入る。検索のしやすさ，勉強のしやすさ，説明のしやすさが格段に向上する。だから，病名がついてからの研修医は非常に心強い。

病名がつく前に霧が立ち込める

　だが，その手前の部分に物足りなさがあった。1つの欲求を満たすと，すぐに新たな欲求が生まれるのが人間である。最初はポテトチップスを1枚ずつパリパリ食べて満足できていても，すぐに2枚3枚重ねてボリボリ食べたくならないだろうか。診断に必要な検査が不足していたり，そのせいか診断に自信がなかったり，逆に根拠が薄い割に妙に自信があったり。まあ，これだけできていれば上出来なのかなと思いつつも，小児科医からすれば「もう一息，いやポテチもう1枚！」と言いたくなる。言いたくなるポイントはやはり検査

と診断，すなわち病名がつく前に多い。病名がつく前は道が見えないのだ。霧が立ち込めたかのように，ぼんやりとしてくる。その症状をUpToDateで検索しても，ぼんやりとした知識しか手に入らない。だから，ぼんやりとした医療になる。

病名がつく前に，どのような計画を立てるか。これは「臨床推論」とよばれることもあるし，疾患ごとの各論に対して「総論」とよばれることもある。道が見えない状況でも迷わないために，私は研修医に地図とコンパスを持たせたつもりだった。「小児科ファーストタッチ」では，本文の3割以上を「総論」に充てた。どういうポイントに気を付けて診察し，どういうポイントがあればどの検査をするかをできるだけ詳しく，時にくどく書いた。このファーストタッチが，方向を明確に示すコンパスとなり，または具体的でわかりやすい地図となって，霧が立ち込める道を照らすと思っていた。だが，実際の患児を前にすると，多くの研修医が**結局何から始めればいいのかわからなくなっている。**発熱，咳嗽の2歳児を診療するとき，気を付けるべきポイントを押さえられていない。内科のトレーニングで鍛え上げられたtop to bottomはもちろん大切だが，そのアプローチは小児の問題点をより複雑にし，カルテをひたすら長くさせ，ただでさえ苦手意識をもっている小児科診療のハードルをさらに上げた。試しに「気を付けるべきポイントは何だろう？」と質問してみると，「ポイント，ですか？」と首を傾げるか，「全部大切だと思います」と息巻くか。そして，結局ポイントを見逃す。

「明確で具体的」なポイントをチェック

発熱や咳嗽，腹痛などの症状に対して，気を付けるべきポイントが一挙に，そして並列に記載されると，「明確さ」は失われてしまうようだ。淡々と並んだ情報の羅列は，ピントをぼんやりさせる。「明確なポイント」というのは，「まずは，これに注意！」のような順位づけや，「これだけは注意！」のような重みづけが必要なのだ。

また，「総論」に汎用性をもたせようとした結果，抽象的な表現が多くなってしまい，なかなか具体的なイメージにつながらないことにも気づいた。そもそも，研修医は子どもを診る経験が全体的に少ない。子どもだけを10年以上診療しつづけてきた私と，1カ月しか小児科研修をしない彼らでは，圧倒的に経験数が違う。子どもの症状に対して，文字情報でポイントを書いても，それは抽象的な概念としか映らず，具体的なイメージが湧かないのだ。彼らの不足した経験を補う，より「具体的なポイント」を示さなければならない。

明確で具体的。これは**本書のキーワード**である。「明確で具体的なポイント」を研修医に伝えるには，どうすればいいか。最も簡単なのは，実際に診察している研修医の隣に指導医がついて，気を付けるべきポイントを毎回チェックしていけばいい。だが，私には私の仕事もあるので，当院の研修医であっても，べったりくっついてあげることはできない。私は研修医を戦力として期待しているし，研修医もその期待に対してなんとなく喜んでいるようにみえるので，私にべったりとチェックされるのも彼らの本意ではないだろう。物理的にはそばについているわけではないが，精神的にはポイントをチェックされているような状況になればいいのだが。そこで私は，また書籍の力を借りることにした。対話形式の本を作り，明確なポイントを示していく。具体的な症例をベースとし，研修医に不足している経験を補う。研修医がポイントを導き出し，指導医がチェックする。対話方式は特段珍しい書き方ではないが，「明確で具体的」を実現するには，研修医と指導医の対話のなかで生まれるチェックポイントが大切だと考えた。

病名がついてなくても難しくない

　プライマリケア医や研修医の先生たちが普段診ているような患者は，たくさんのプロブレムを同時にもっていることだろう。それに比べて，子どものプロブレムというのは1つか2つだ。既往歴や合併症は少なく，小児科診療は非常にシンプルである。そもそも，私は2つ以上のことを同時に考えるのが苦手だ。吉野家の店員さんが注文，配膳，後片付け，会計までを1人でこなす様子を見て，「絶対に私にはできない」とつくづく思う。私が吉野家で働くためには，せめてメニューを牛丼並盛だけにしてもらわなければならない。プライマリケア医や研修医の先生たちは，きっとトッピングもセットメニューも何でもありでも対応できるように修練を積んでいるはずだ。先生たちであれば，もっと上手に子どもを診られる。

　小児科診療はシンプルである。**ハードルは高くない**。本書の「明確で具体的」なチェックポイントで，そう実感していただければ本望である。

岡本　光宏

子どもの診かた、気づきかた

目次

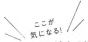

ここが
気になる!

本書の使い方

Step 1

まずはプレチェックで理解度Check!

第1章 発熱

プレチェック

			解説ページ	
Q1	発熱4日目，全身状態が良い2歳児。血液検査は必要？	→ ○ →	Day 1 -p6	風邪らしくない経過
Q2	発熱2日目，多呼吸がある3歳児。血液検査は必要？	→ ○ →	Day 2 -p9	重症な発熱
Q3	発熱1日目，熱源がはっきりしない1歳児。全身状態は良い。尿検査は必要？	→ × →	Day 3 -p17	発熱以外の所見がない
Q4	自宅で発熱があったが，来院時には熱がない生後2カ月児。全身状態は良い。血液検査は必要？	→ × →	Day 4 -p26	生後3カ月未満の発熱

Day 1

風邪らしくない経過

症例：1歳10カ月　　主訴：発熱，咳嗽，鼻汁

10月27日 咳嗽が出現した。
　　28日 咳がひどくなった。鼻汁も目立つようになった。
　　29日 体温38.3℃と発熱がみられた。
　　30日 近医を受診した。上気道炎として鼻吸引との指導と，L-カルボシステイン処方を受けた。
11月1日 咳嗽，鼻汁，発熱が続いた。近医を再診し，当院に紹介された。

☑ このケースの「風邪らしくない経過」は何だろうか？

Step 2

解説をCheck!

Step 3

章末の腕試しテストで応用力をCheck!

BrushUp

第1章 発熱

発熱の腕試しテスト

ここまで子どもの発熱の診かたをみてきていかがでしたか？　あだち先生のように，ポイントが多くて頭がこんがらがってきた人もいるのではないでしょうか。
そんな人のために，よくある発熱のケースを5つ用意しました。
腕試しテストでチェックポイントを整理していきましょう。

Case 1

症例：生後11カ月　　主訴：咳嗽，鼻汁，発熱

11月14日 朝から咳嗽，鼻汁が出現した。昼から38.5℃での発熱があり受診した。生まれて初めての発熱であり，母親は心配している。

予診票：体温38.9℃（腋窩温），心拍数146回/分（覚醒時），呼吸数40回/分，SpO₂ 99%，見た目はぐったりしていない。

Q24 問診で確認すべきことは？

Q25 診察で確認すべきことは？

Q26 上記のいずれも問題なかったとき，再診の目安は？

→ 答えはウラへ

Brush Up ／ 発熱の腕試しテスト

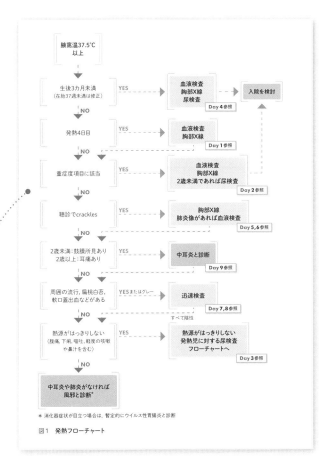

図1 発熱フローチャート

* 消化器症状が目立つ場合は，暫定的にウイルス性胃腸炎と診断

Flowchart contents:

腋窩温37.5℃以上

生後3カ月未満 (在胎37週未満は修正) → YES → 血液検査 胸部X線 尿検査（Day 4参照） → 入院を検討

↓ NO

発熱4日目 → YES → 血液検査 胸部X線（Day 1参照）

↓ NO

重症度項目に該当 → YES → 血液検査 胸部X線 2歳未満であれば尿検査（Day 2参照）

↓ NO

聴診でcrackles → YES → 胸部X線 肺炎像があれば血液検査（Day 5,6参照）

↓ NO

2歳未満：鼓膜所見あり 2歳以上：耳痛あり → YES → 中耳炎と診断（Day 9参照）

↓ NO

周囲の流行，扁桃白苔，軟口蓋出血などがある → YESまたはグレー → 迅速検査（Day 7,8参照）

↓ すべて陰性

熱源がはっきりしない (腹痛，下痢，嘔吐，軽度の咳嗽や鼻汁を含む) → YES → 熱源がはっきりしない発熱児に対する尿検査フローチャートへ（Day 3参照）

↓ NO

中耳炎や肺炎がなければ風邪と診断*

Step 4
フローチャートで
アプローチの仕方をすっきり整理！

Step 5
気になる項目は
『小児科ファーストタッチ』も
Check!

詳しくは『小児科ファーストタッチ』をCHECK！

◆ 小児二次救命処置（PALS）⇒ p385～388
　　米国心臓協会は小児救命処置のためのシミュレーション教育を行っている。PALSでは小児科医よりもプライマリケア医にこそ必要となる知識・技術を習得できる。筆者はPALSインストラクターであるため自戒を込めてあえていうが，もしプライマリケア医にとってPALSが退屈なものであったとすれば，それはPALSインストラクターの責任である。

プレチェック

Q1 発熱 4 日目，全身状態が良い 2 歳児。血液検査は必要？

Q2 発熱 2 日目，多呼吸がある 3 歳児。血液検査は必要？

Q3 発熱 1 日目，熱源がはっきりしない 1 歳児。全身状態は良い。尿検査は必要？

Q4 自宅で発熱があったが，来院時には熱がない生後 2 カ月児。全身状態は良い。血液検査は必要？

Q5 発熱 2 日目，吸気と呼気に crackles を聴取する 2 歳児。胸部 X 線検査は必要？

Q6 咳と鼻汁が 4 日続く 1 歳児。生来健康である。RS ウイルス検査は必要？

Q7 胸部 X 線，血液検査，尿検査，迅速検査のうち，必要な検査を実施したが熱源不明の 1 歳児。鼓膜観察は必要？

風邪らしくない経過

岡本　荻野　あだち

症例：1歳10カ月　　主訴：発熱, 咳嗽, 鼻汁

10月27日 咳嗽が出現した。
　　　28日 咳がひどくなった。 鼻汁も目立つようになった。
　　　29日 体温38.3℃と発熱がみられた。
　　　30日 近医を受診した。 上気道炎として鼻吸引との指導と, L-カルボシステイン処方を受けた。
11月1日 咳嗽, 鼻汁, 発熱が続いた。 近医を再診し, 当院に紹介された。

☑ **このケースの「風邪らしくない経過」は何だろうか?**

岡本　うーむ。さあ, キノコ。ほうとうにタラの唐揚げだったかな……。

荻野　何勝手にオリジナル郷土料理作ってるんですか。山梨の人に怒られますよ。

岡本　違うよ。「さっきの子, 本当にただの風邪だったのかな」[注1]って言ったんだ。言い間違いと滑舌の悪さとが, 不幸なタイミングで重なってしまって。……それはさておき, あだち先生の外来カルテをチェックしているんだけど, 「ウイルス性上気道炎」って即行で診断しているんだよね。

荻野　common coldですから, そういうこともあるでしょう。

岡本　うちは一応200床以上の病院だよ?　初診料5,000円もかかるのに, ただの風邪ではなかなか来ないよ。

荻野　それ, 開業医の先生からの紹介患者ですか。紹介状があれば初診料はかかりませんが, ただの風邪ではそもそも紹介しませんね。どれどれ, 「2歳, 発熱4日目, 精査希望」と。これはこれは。

岡本　外来に急ごう。あだち先生が患者さんを帰宅させてしまう前に。

荻野　心配ご無用です。1年目のあだち先生に独断で患者さんを帰宅させる勇気なんてありませんから。ほら, 言ってるそばからPHSに連絡が。……はい, 荻野です。チェックには岡本先生が行ってくれるから大丈夫よ。

岡本　どうして僕なんだ?

荻野　私は病棟業務が忙しいんです。外来に急ぐんでしょう?　早く行ってください。

Q8

次のうち，風邪の典型的な経過ではないものはどれ?

a）鼻閉が7日続く　　**b）鼻汁が6日続く**

c）咳が8日続く　　**d）頭痛がある**　　**e）発熱4日目**

⇒ 答えはp8

どんな経過が"風邪らしい"といえるか

あだち　さっきの子，発熱症状の他に咳や鼻も出てましたし，ただの風邪が一番可能性高いと思うのですが……。

岡本　じゃあ，逆にただの風邪らしくないポイントはあった?

あだち　らしくないポイントと言われても……。他にそれらしい病気がないときに風邪と診断するから，風邪らしくないポイントってわからないです。

岡本　"When all you have is partial knowledge, everything looks like a common disease."［注2］いわゆる，**なんでも風邪にみえてしまう病**だね。不完全な知識しかもってないと，すべてが風邪にみえるんだ。まあ，あだち先生が言うことも一理あって，病名がはっきりしないときのゴミ箱診断が風邪だ。でも，典型的な風邪のイメージを知っておくことは大切だよ。何かあんちょこ本は持ってる?［注3］

あだち　えっと……?

岡本　手ぶらなの?　銭湯と外来は手ぶらじゃダメだ。頭の中が空っぽなら，せめてポケットくらいは何か詰め込んでおけと僕は指導医［注4］に言われたもんだよ。ポケットサイズでお勧めの参考書は荻野先生に教えてもらうとして，まずはスマホで見られるUpToDateを調べよう。

あだち　えっと，「The common cold in children: Clinical features and diagnosis」がありました[1]。風邪の臨床的特徴が書いてありますね。

> **風邪の臨床的特徴**
> - ◆ 鼻閉は59%にあり，3日目にピークとなり，75%以上が7日目まで持続した。
> - ◆ 鼻汁は3日目にピークに達し，50%以上が6日目まで持続した。
> - ◆ 咳は46%にあり，1日目にピークとなり，50%以上が8日目まで持続した。
> - ◆ 頭痛は15%にあった。
> - ◆ 発熱は15%にあり，最初の3日間で減少した。

あだち ……なるほど，これを見ると**発熱4日目というのが風邪らしくないポイント**なんですね。

岡本 そのとおり。6歳未満の風邪症状は14日，6歳以上では5～7日という記載も面白いね。意外と風邪症状は長く続く。だけど，**発熱だけは3日以内に治るのが普通だ。**「発熱4日目は合併症が存在する」とUpToDateに書いてある。イギリスのNICEガイドラインの重症リスク信号では発熱5日以上を黄色信号としているけど[2]，小児の経験値が少ない先生は「発熱4日目には要注意」って覚えておいたほうが安心で安全だと思うよ。

風邪と鑑別すべき疾患は？

岡本 ところで，風邪の鑑別疾患にはどんなものがある？

あだち 急性中耳炎，喘息発作，副鼻腔炎，肺炎，結膜炎，アレルギー性鼻炎，鼻内異物……。

岡本 いろいろあるけど，発熱する疾患は限られてるね。

あだち **急性中耳炎，副鼻腔炎，肺炎**あたりでしょうか。でも，耳鏡はまだ自信がないし，副鼻腔炎ってどうやって診断すればいいのかわかりません。

岡本 鼓膜所見は，実践を積み重ねるしかない。僕もフィードバックに付き合うよ。副鼻腔炎については今度レクチャーしよう[**➡ Day 14** p111]。今回，肺炎はありそう？

あだち 胸の音はきれいだと思ったんですが……。

岡本 **本当に？　絶対に肺炎はない？**

あだち そう言われると，途中で子どもが泣いてしまったので，しっかりとは聞き取れていません。

岡本 小さい子どもの所見を正確に得るのはとても難しいよ。「5歳以下，発熱39℃以上，白血球20,000/μL以上の小児の26％は，肺炎所見がないにもかかわらず肺炎だった」という報告もある[3]。診察はもちろん大切だけど，診察所見が絶対だというスタンスは危険だと僕は思うね。

あだち じゃあどうすればいいんですか？

岡本 検査すればいいんだよ。CRP 4mg/dL以上なら細菌性だし，肺野に浸潤影があれば肺炎だ。もしCRP 4mg/dL以上なのに胸部X線がclearなら，他のフォーカスを探して尿検査を追加する。

あだち そんな単純でいいんですか？　CRPに頼るなんて，ちょっと恥ずかしいような。

岡本 確かに，UpToDateにも「CRPをウイルス性と細菌性の病因を区別するための唯一の判断材料として使用すべきではない」と書いてある[4]。スーパードクターはCRPに頼らないだろうね。でも僕らは凡人だよ。凡人がスーパードクターを真似して知ったかぶりするくらいなら，CRPで判断したほうがまだマシだ[注5]。あだち先生はまず単純なことができるようになろう。物足りなくなったら，それは先生の成長の証だよ。あとは先生の経験とインスピレーションで素晴らしい医療を実践してくれたらいい。

あだち わかりました！　さっそくオーダーします。

検査前の心がまえ！　診断力のトレーニングをしよう

岡本 そうそう，**検査をするときは，結果を予測する癖をつける**といいね。あだち先生は風邪だと思ったんでしょ？　だったらどんな検査結果が出ると思う？

あだち えっと，CRPは低いと思いますし，胸部X線もclearだと思います。

岡本 そうだね。せっかく子どもの体に針を刺し，放射線を当てて検査するんだ。得られたら結果でしっかり勉強させてもらおう。

あだち 結果を予想して，検査で答え合わせをするんですね。

岡本 そうやってトレーニングを重ねるのがスーパードクターへの道だよ。もし先生が思ったとおりの結果なら，**「風邪が長引いているけれどこじれてないから大丈夫」**という説明を僕はよく使うね。もうあと2〜3日もしないうちに熱は下がると思うけど，もし続く場合は再評価したいから再診するように伝えて。僕は念のため鼓膜所見を診ておくよ。

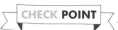
CHECK POINT

- ☑ 発熱4日目は"風邪らしくない経過"である。
- ☑ 発熱4日目は血液検査と胸部X線が必要。

Q8 の答え e）発熱4日目

通常の風邪は3日以内に解熱する[1]。発熱4日目は風邪らしくない経過である。

ここだけは外してほしくない

現場での落としどころ ➡ **発熱4日目は要注意**

発熱4日目はただの風邪ではない可能性が上がります。そのため本項では，合併症の否定をするための血液検査と胸部X線検査を推奨しました。ですが，施設によっては幼少の児に対して血液検査ができなかったり，胸部X線検査ができなかったりすると思います。合併症を否定できないという理由で，念のための抗菌薬を処方したくなるかもしれません。

私の個人的な考えですが，発熱4日目の子どもは迷わず小児科医に紹介くださってよいと思います。「元気そうにみえる」とか，「重症を示唆する所見がない」とか，紹介をためらわれるケースはあるかもしれません。しかし，小児科医にそのような気遣いは無用です。少なくとも私は，プライマリケア医の先生の「発熱4日目ですので，念のため診てください」という紹介状に対して，慎んで誠意をもって対応させていただきます。

詳しくは『小児科ファーストタッチ』をCHECK！

◆ 発熱に対する検査の基準 ➡ p9〜12

◆ CRP 4mg/dL で細菌性と考える理由 ➡ p ix

　UpToDateには，成人の研究ではあるが，細菌性肺炎に対してCRP 4mg/dLをカットオフとすると，感度70％，特異度90％とする報告と，感度73％，特異度65％とする報告が記載されている[5]。

引用文献

1）Diane E Pappas : The common cold in children: Clinical features and diagnosis. UpToDate, 2020（Last updated Apr 06）

2）National Institute for Health and Care Excellence（NICE）: Fever in under 5s: assessment and initial management. NICE guideline ［NG143］, 2019（https://www.nice.org.uk/guidance/ng143）

3）Bachur R, et al : Occult pneumonias: empiric chest radiographs in febrile children with leukocytosis. Ann Emerg Med, 33 : 166-173, 1999 ［PMID : 9922412］

4）William J Barson : Community-acquired pneumonia in children: Clinical features and diagnosis. UpToDate, 2019（Last updated Sep 25）

5）John G Bartlett : Diagnostic approach to community-acquired pneumonia in adults. UpToDate, 2019（Last updated Dec 02）

第1章　発熱

Day
2

重症な発熱

Day
2

重症な発熱

症例：3歳　　主訴：発熱，鼻汁

11月1日 発熱38.5℃と鼻汁がみられた。 近医を受診し，上気道炎と診断され，
アセトアミノフェンを処方された。

2日 体温40℃まで上昇した。 解熱薬を内服したが熱が下がらないため，
心配になって当院を受診した。

☑ 発熱40℃は重症のサインだろうか？

☑ このケースを「ただの風邪」と言っていいのだろうか？

あだち 荻野先生，チェックをお願いします。3歳の発熱，鼻汁で，発熱は昨日
からです。全身状態はそこそこ良いですし，水分も摂れています。予
防接種はいままでに接種すべきものは全部してます。診察上，胸の音
はきれいです。喉が少し赤いかなと思います。扁桃白苔はありません。
インフルエンザとアデノウイルスは陰性でした。ただの風邪かな，と
思うんですけど……。

荻野 思うんですけど？

あだち 血液検査したほうがいいんでしょうか。

荻野 え，なんで？

あだち 親御さんが高熱を心配しているんです。昨日，岡本先生にも"なんでも
風邪にみえてしまう病"について注意されたばかりで，ちょっと自信な
くて。発熱4日目でなければ，検査は不要なんでしょうか。

Q9

次のうち，重症リスクとして有用な指標はどれ？（2つ選べ）

a）医師から見て何かおかしい　　　**b）**呼吸困難

c）腋窩温39.5℃以上　　　**d）**下痢　　　**e）**頭痛

⇒ 答えはp14

「ただの風邪」と「重症な発熱」，見極めるポイントは？

荻野 そーねー。子どもを診た瞬間何かピピッてきたことない？　嫌な予感

9

がするっていうか。そういうときに私は検査するよ。キミが診てる子ども，私も待合室で見かけたけどピピッてこなかったから大丈夫。

あだち ピピッ……？

荻野 敗血症や髄膜炎，肺炎，腎盂腎炎などを予測するのに，どういう指標が有効かって研究[1]があってね。ピピッてきたら陽性尤度比23.5，ピピッてこなかったら陰性尤度比0.38なんだって［表1］。

あだち ……僕，そのピピッていうのがわからないんですけど。

荻野 ボーッと生きてるからじゃないの？［注1］

あだち ピピッとこない僕は，どうすればいいんでしょうか。

荻野 そーねー，保護者から見て「いつもの病気と違う」っていう直感は参考になるかも。でも，「いつもと違って吐いてる」とか，「頭を痛がってる」とかは参考にならないかな［注2］。

高熱はハイリスク？

あだち 「いつもと違って熱が高い」というのはどうなんでしょう。さっきの論文では，事前オッズ0.00789×14.4×5.9＝事後オッズ0.67だから，確率

表1 重症感染症を示唆する症候

	感度	特異度	陽性尤度比	陰性尤度比
医師から見て何かおかしい	63.3%	97.3%	23.5	0.38
保護者から見ていつもの病気と違う	46.4%	96.8%	14.4	0.55
笑顔がない	42.9%	89.9%	4.2	0.64
呼吸困難	38.7%	95.8%	9.3	0.64
チアノーゼ	6.7%	99.9%	52.2	0.93
咳や鼻汁などの上気道症状	67.7%	31.9%	0.99	1.0
直腸温38℃以上	82.8%	45.8%	1.5	0.38
直腸温39℃以上	55.2%	76.0%	2.3	0.59
直腸温40℃以上	20.7%	96.5%	5.9	0.82
下痢	16.1%	83.7%	0.99	1.0
嘔吐	22.6%	80.2%	1.1	0.97
脱水	3.3%	98.7%	2.5	0.98
頭痛	4.8%	79.1%	0.23	1.2

〔Van den Bruel A, et al : Br J Gen Pract, 57 : 538-546, 2007より一部抜粋〕

に換算すると約40%で重症感染があるってことですか？［注3］

荻野 んー，わかりません。少なくとも私の感覚とはズレてる。私は，熱の高さはそんなに気にしなくていいと思うんだけど。まあ，そういうのは岡本先生に聞いてみれば？　ねえねえ岡本ぉーって。

あだち 叱られると思います［注4］。

Q10

次のうち，NICEガイドラインの「重症リスク信号」で赤信号ではないのはどれか？

a）生後3〜6カ月の腋窩温38.5℃　　b）皮膚色が蒼白

c）具合が悪そうにみえる　　d）陥没呼吸がはっきりとわかる

e）皮膚ツルゴールの低下

⇒ 答えはp15

あだち 岡本先生，発熱40℃ってハイリスクなんでしょうか。親御さんが高熱を心配しているんです。

岡本 fever phobia，**発熱恐怖症**だね。1980年代初頭に生まれた概念だけど，40年近く経過したいまも全然減らない[2]。

あだち その言い方だと，発熱と重症度に関連はないってことですか？

岡本 「重症感染症を示唆する症候［表1］」[1]のなかには発熱も含まれてはいるし，事実，発熱で敗血症を推定しようとしていた時代は確かにあった。**全身性炎症反応症候群（SIRS）**といってね。2015年までは，例えば成人では発熱38℃と白血球12,000/μLあれば敗血症だったよ［注5］。

あだち いまは呼吸数と意識状態と血圧ですよね。

岡本 **quick SOFA（qSOFA）**だね。あだち先生は1年目なのにそんなことよく知っているね。さすが，内科トレーニングをしっかり積んだ研修医の先生は頼もしい。

あだち 僕が医師になる前に，内科では発熱を使ったSIRSから，発熱を使わないqSOFAにチェンジしていたんですね。小児科ではqSOFAは使わないんですか？

岡本 小児用SOFAは現在検討中。実のところ，小児科はまだSIRSを使ってるんだけど[3]，SIRSのような発熱を用いた評価は感度も特異度も低

いと僕は思っていて，お勧めはできないな［注6］。小児は重量に比べて表面積の割合が大きいから，環境温の影響を受けやすいし，脱水，発汗，解熱薬など修飾因子も多い。UpToDateにも「腋窩温は小児の発熱評価に適さない」とある[4]。直腸温だとある程度安定するかもしれないけれど，家庭や病院の受付で直腸温はなかなか測らないからね。

重症サインの見極め方

あだち 発熱の程度が重症度評価に使えないとなると，結局どういうときが重症なんでしょうか？　UpToDateには載っていませんでした。

岡本 指標はいくつかあるけれど，NICEガイドライン［表2］がよくまとまっ

表2　重症化リスクのサイン（NICEガイドライン）

	赤信号	黄色信号
皮膚色	■蒼白，まだら，灰色，チアノーゼ	■親から見て蒼白
活動性	■ヘルスケアの専門家にとって具合が悪そうにみえる ■反応がない ■起こしてもすぐ眠る ■泣き声が弱いか甲高い，泣きやまない	■笑顔がない ■刺激を続けると起きる ■反応に乏しい ■活気の低下
呼吸	■呻吟 ■多呼吸（60回／分以上） ■中等度以上の陥没呼吸	■鼻翼呼吸 ■多呼吸（生後6～12カ月：50回／分以上，1歳以上：40回／分以上） ■SpO$_2$ 95％以下 ■呼吸音にcracklesがある
水分	■ツルゴール低下	■頻脈（生後12カ月未満：160回／分以上，生後12～24カ月：150回／分以上，2～5歳：140回／分以上） ■口腔粘膜の乾燥 ■CRT 3秒以上 ■乳児の哺乳不良 ■尿量減少
その他	■生後3カ月未満で直腸温38℃以上 ■紫斑 ■大泉門の膨隆 ■項部硬直 ■けいれん重積 ■部分的な神経学的異常 ■部分発作	■生後3～6カ月で直腸温39℃以上 ■発熱5日以上 ■悪寒戦慄 ■手足または関節の腫れ ■筋緊張の低下

〔National Institute for Health and Care Excellence（NICE）: NICE guideline［NG143］, 2019
（https://www.nice.org.uk/guidance/ng143）より〕

ているように思うね[5]。無料だから研修医の先生にも優しい。

あだち NICEガイドラインでは，**生後6カ月以上は発熱の高さをリスクとしない**んですね。

岡本 そうだね。生後6カ月未満では一応発熱の程度でリスクが評価されるけれど，日本で直腸温は通常測られないし，腋窩温はさっきも言ったとおり不安定だから，僕は良い指標だと思わない。**生後3カ月未満の発熱（腋窩温37.5℃以上）は赤信号**，程度の認識でいいと思うよ。

あだち 意外だったのが，**小児科は笑顔がないだけで黄色信号**なんですね。

岡本 そのとおり。子どもの笑顔は大切な所見だ[注7]。でも，発熱時に笑顔がないのは普通だよね。活気の低下や哺乳不良の評価も人によって差が出るし，研修医の先生には明確に判断できないだろう。心拍数も子どもが寝ていれば簡単に計測できるけど，起きていると計測そのものが難しいし，発熱自体によって心拍数は上がるから評価も難しい。

あだち そうなると，NICEガイドラインは使いにくいですね。赤信号と黄色信号とに分かれているのも複雑ですし。

岡本 シンプルかつ実践的，そしてポイントが明確になるように，僕は次の重症度項目[表3]を提案するよ。**重症度項目が1つでも当てはまれば，ただの風邪ではないかもしれない。血液検査をしたほうがいいね。**あと今回は詳しく話さないけど胸部X線検査もしよう[➡ **Day5** p38]。

表3 発熱の重症度項目

	重症度項目
皮膚色	■蒼白, まだら, 灰色, チアノーゼ*
活動性	■具合が悪そうにみえる ■JCS 3以上, またはJCS 1〜2であるが保護者が児の状態に違和感をもつ
呼吸	■多呼吸（生後6〜12カ月：50回/分以上, 1歳以上：40回/分以上） ■陥没呼吸 ■SpO$_2$ 91%以下
水分	■皮膚ツルゴール低下 ■口腔粘膜の乾燥 ■CRT 3秒以上
その他	■生後3カ月未満の発熱 ■乳児期の大泉門の膨隆 ■複雑型熱性けいれん ■手足または関節の腫れ

＊ 評価に自信がないときは，親から見て顔色が悪いかどうかを参考にする。

見落としやすい重症度項目

岡本　そうそう，「水分」を理由に血液検査する場合は，同時に輸液すると僕の経験上スムーズに事が運ぶね。あだち先生が診た患者さんはどうだった？

あだち　すみません，呼吸数と脱水徴候を診ていませんでした。

岡本　ああ，いまのはとてもいいポイントだね。重症度項目の呼吸数と脱水徴候は意識的に診ないと抜けがちだ。僕が研修医の先生たちの診察をチェックするときは，**皮膚ツルゴールや口腔粘膜，CRT**などの脱水所見を取っているか必ず確認しているよ。**呼吸数**の確認も大事だ。日本の古い研究だけど，1〜4歳の肺炎の子どものうち，多呼吸で細菌性肺炎と診断することは感度82.2％，特異度71.9％で，まずまずの精度だ[6]。呼吸数はqSOFAでも大切な要素だから，あだち先生のようにプライマリケア医を目指す先生にこそ意識してほしいね。

　　ちなみに，呼吸数は泣いているときにはわからないよ。遊んでるか，寝てるときがチャンスだね。背中側から肩の動きをこっそり見たり，服の上から背中側にこっそり聴診器を当てたりしてもいいよ。乳児の呼吸は不規則なので，10秒間の呼吸数を6倍すると誤差が大きいから注意。僕は30秒測って2倍してるよ。

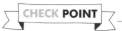

CHECK **POINT**

☑ 発熱40℃は重症のサインではない。

☑ 「ただの風邪」と言うには，重症度項目を満たさないことが大切。特に呼吸数と脱水徴候に注意。

☑ 発熱3日以内でも，重症度項目があれば血液検査と胸部X線検査が必要。

a）医師から見て何かおかしい　　b）呼吸困難

　　「医師から見て何かおかしい」という所見は，重症感染症に対して感度63.3％，特異度97.3％であり[1]，他のどの所見よりも精度が高い。別の研究では，小児科医の何かおかしいという"第六感"は感度61.9％，特異度97.2％だった[7]。特異度の高い所見だといえそうである。

　　呼吸困難の感度は38.7％であり呼吸困難がないから重症ではないとはいえないが，特異度は95.8％と高く，重要な所見である。

　　腋窩温は重症度の指標には使えず，下痢や頭痛は重要な感度・特異度ともに低い。

Q10 の答え ▷ **a）生後3〜6カ月の腋窩温38.5℃**

生後3カ月未満の直腸温38℃以上は赤信号である[5]。生後3〜6カ月の直腸温39℃以上は黄色信号である[5]。生後3〜6カ月の腋窩温38.5℃は少なくとも赤信号ではない。電子体温計では腋窩温は直腸温より0.85℃低いとする論文はあるが[8]、そもそも腋窩温は不安定であるので、重症化の指標には適さない。

ここだけは外してほしくない

現場での落としどころ ▶ **子どもは呼吸が大事**

「子どもは呼吸が大事」とBLSやPALS、NCPRなどの蘇生法講習会で強調します。本項で提案した「重症度項目」の呼吸数に対し、少し難しさを感じるかもしれません。ですが、「子どもは呼吸が大事」であり、陥没呼吸の有無と併せて、呼吸数も大体でいいので評価いただけると幸いです。

一方で、子どもの重症度評価や血液検査の基準として、発熱の高さは参考にしないことを提案します（厳密に直腸温で評価されているのでしたら別ですが）。高熱を心配して受診されるケースは多いですが、発熱以外の部分を評価し、「高熱は心配ですが、幸いにもお子さんは皮膚色や活動性、呼吸の状態が良く、いまのところ脱水もみられません。引き続き、水分をこまめに摂って十分に休養してください」と説明していただけるとよいと思います。逆に、重症度項目に該当する場合は血液検査を考慮し、血液検査ができない場合には小児科へ紹介くだされば幸いです。

詳しくは『小児科ファーストタッチ』をCHECK！

◆ 発熱の重症度項目 ⇒ p6　　◆ 発熱に対する検査の基準 ⇒ p9〜12

引用文献

1）Van den Bruel A, et al : Signs and symptoms for diagnosis of serious infections in children: a prospective study in primary care. Br J Gen Pract, 57 : 538-546, 2007 [PMID : 17727746]

2）Purssell E, et al : Fever phobia: The impact of time and mortality--a systematic review and meta-analysis. Int J Nurs Stud, 56 : 81-89, 2016 [PMID : 26643444]

3）Goldstein B, et al : International pediatric sepsis consensus conference: definitions for sepsis and organ dysfunction in pediatrics. Pediatr Crit Care Med, 6 : 2-8, 2005 [PMID : 15636651]

4）Mark A Ward : Fever in infants and children: Pathophysiologylogy and management. UpToDate, 2020 (Last updated Mar 25)

5）National Institute for Health and Care Excellence (NICE) : Fever in under 5s: assessment and initial management. NICE guideline [NG143], 2019 (https://www.nice.org.uk/guidance/ng143)

6）黒崎知道, 他：起炎病原体別からみた小児肺炎. 日本小児呼吸器疾患学会雑誌, 9：124-134, 1998

7）Van den Bruel A, et al : Clinicians' gut feeling about serious infections in children: observational study. BMJ, 345 : e6144, 2012 [PMID : 23015034]

8）Craig JV, et al : Temperature measured at the axilla compared with rectum in children and young people: systematic review. BMJ, 320 : 1174-1178, 2000 [PMID : 10784539]

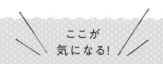

ここが
気になる！

子ども診療のギモン

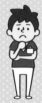

解熱薬で熱が下がらなかった場合って
重症ではないんですか？

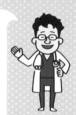

　そもそもアセトアミノフェンは体温を平均して1.2〜1.4℃下げる薬だ[1]。2℃下がるときもあれば，1℃も下がらないときもある。たとえ解熱しないときでも，咽頭痛などに効いていることもあり完全に無効ということは少ないと僕は思ってるよ。「解熱薬の反応が悪いと潜在性菌血症の可能性が上がる」[2]という論文は存在するけど，逆の結果の論文のほうが多いし[3]，ネルソン小児科学でも「解熱剤の使用により解熱が得られるかどうかで，重症細菌感染症と軽微なウイルス感染症を区別することはできない」と表記されている[4]。

　解熱薬で熱が下がらないと保護者は非常に心配するけど，「アセトアミノフェンはマイルドで安全な薬だから，効いていないようにみえるときもありますよ」と説明するといいね。

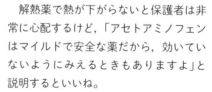

引用文献

1）五十嵐　隆・編：小児科診療ガイドライン 第3版. 総合医学社，pp1-4，2016
2）Mazur LJ, et al：Temperature response to acetaminophen and risk of occult bacteremia: a case-control study. J Pediatr, 115：888-891, 1989 [PMID：2585223]
3）Plaisance KI, et al：Antipyretic therapy: physiologic rationale, diagnostic implications, and clinical consequences. Arch Intern Med, 160：449 456, 2000 [PMID：10695685]
4）ネルソン小児科学 第19版 web版「発熱」(https://www.expertconsult.jp/Home/RCContentListing/RCContentDetail/tabid/153/c/8163/Default.aspx)

発熱以外の所見がない

症例：1歳2カ月，女児　　主訴：発熱

11月2日 発熱。近医を受診し，解熱薬を処方された。
　　3日 発熱が持続し，前医を再診。熱源がはっきりしないため，当院を紹介された。

前医の所見：咽頭扁桃に明らかな所見はない。咳嗽や鼻汁なし。聴診所見クリア。頸部リンパ節も触れない。鼓膜所見なし。脱水所見なし。

予診票：体温38.3℃（腋窩温），心拍数130回/分（覚醒時），呼吸数30回/分。SpO_2 98%。

☑ **このケースに尿検査は必要だろうか？**

あだち 猫ひっかき病，マラリア，サルモネラ，結核……。

荻野 何その不吉な呪文。どんな患者さんが来たの？

あだち いま来ている患者さんなんですけど，発熱以外の所見がないんです。だから，UpToDateで「Fever of unknown origin in children: Evaluation」を調べてました。

荻野 はー。キミの脳髄を捨てたい［注1］。不明熱って，診断努力にもかかわらず8日間以上発熱が続くことでしょ？　それとも，私の常識と【若葉マーク】先生のUpToDateとは違うの？

あだち ……いえ，荻野先生が言ってることがUpToDateにも書いてありました[1]。

荻野 そのスマホ貸して。ほら，「Fever without a source in children 3 to 36 months of age: Evaluation and management」っていうのがあるじゃない。こっちを読みなよ。

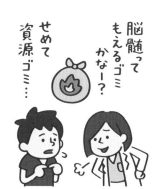

脳髄ってもえるゴミかなー？
せめて資源ゴミ…

Q11

熱源がはっきりしない発熱児に対して，尿検査をする基準はどれ？
（2つ選べ）

a）1歳未満であれば全例 　　b）1歳以上の女児であれば全例

c）既往歴があれば全例 　　d）2歳未満で重症度項目に該当す

れば全例 　　e）発熱が24時間続けば全例

→ 答えはp24

暴れる子どもの導尿は難しいけれども

荻野 というわけで，いまは尿検査待ちです。

岡本 不明熱はFUO（fever of unknown origin）だけど，あだち先生が診ているのはfever without a source，つまりFWSだね。**熱源不明熱**って僕は言うけど，原因不明熱，局在不明熱，病巣不明熱などなど，呼び方はいっぱいあって統一されていない。そういえば，FUOとUFOって似てるね。

荻野 それは寝言ですか？　寝てるんですか？　夢の中でUFOにさらわれて，非人道的研究の介入群に割り付けられてください。少しは宇宙の医療が発展するかもしれません。

岡本 ところで，あだち先生は小児科に来て1週間になるよね。採血は何回くらいしたかな。

荻野 たぶん20回くらいでしょうか。

岡本 導尿は？

荻野 初めてと言ってました。大丈夫です，私が手取り足取り教えましたから。

岡本 彼は1カ月の小児科研修で導尿をきっと数回は経験するだろう。でも，彼が例えばプライマリケア医になったとして，外来で自信をもって導尿できるだろうか。小児科外来のスタッフは導尿に慣れているけど，内科のスタッフはきっと慣れてないよ。知ってのとおり，暴れる子どもの導尿は採血より固定がずっと難しい。女の子だと特にね。

荻野 それはそうですが。

岡本 UpToDateにも面白い記載がある。導尿は不快で侵襲的な処置だと保護者は感じていて，もし尿路感染の確率が5％未満であれば，検査を避けてほしいと希望している[2]。

荻野　カテーテルをさっと挿れるだけなんですけどね。

岡本　荻野先生は器用だからね。でも，研修医には少しレベルが高いよ。そして保護者も抵抗感をもっている。血液検査よりもハードルは高いと考えるべきだ。

荻野　それでも，**尿検査をせずに尿路感染を否定するなんて無理ですよ**。熱源がはっきりしない子どもには，尿検査をするべきです。できないなら小児科医に紹介すればいいんです。そのために私たちがいるんですから。

性別や体温は尿路感染のリスクといえる？

岡本　僕はもう少し条件を付けてあげたほうが現実的だと思うんだ。例えば，さっき熱が出たばかりで，咳や鼻汁が目立たない生来健康な2歳男児にまで尿検査はしないだろう？

荻野　しません。そんな子まで尿検査していたら，外来が終わりません。

岡本　そうだね。発熱39℃以上で受診する生来健康な3歳未満の子どもの約半数で，熱源が明らかではないといわれている[2]。熱源不明だからといって全例尿検査をしていたら，外来は導尿祭りになってパンクするだろう。普通，ただ熱源がはっきりしないからというだけで尿検査はしない。でも，今回先生たちは尿検査をした。どうして？

荻野　1歳の女児だからです。

岡本　確かに2歳未満の女児は尿路感染のリスクだね。例えば，UpToDateの尿検査基準はこんな感じだ[2]。

> ### 尿検査の基準（UpToDateの場合）
> ◆ 直腸温39℃以上，熱源がはっきりしない24カ月未満の女児
> ◆ 直腸温39℃以上，熱源がはっきりしない12カ月未満の男児

荻野　年齢，性別を要素とするのに異論はありませんが，直腸温を使うのはどうでしょう。当院では基本的に腋窩温ですし。腋窩は直腸より0.85℃低いので[4]，腋窩温38.15℃以上で代用しますか？

岡本　いや，昨日あだち先生にも言ったけど，子どもの腋窩温は不安定だから，**腋窩温を指標に尿路感染かどうか考えるのはお勧めしないよ**。性別に関しても，割礼の文化がない日本の男の子が女の子より低リスク

というわけではない。埼玉県の報告でも1歳以上の尿路感染の61%は男児で[5]，UpToDateのいうような「1歳以降は女児に多い」という傾向は日本ではみられなかった。年齢に関しては，尿路感染症166人中，1歳未満が81%，2歳未満が87%で，やはり2歳未満がリスク，特に1歳未満はハイリスクだと言えるけど[5]，**体温と性別はあまり参考にならないと思ったほうがいいな。**

既往歴・重症度に注目し，遅くとも発熱4日目までに診断を

岡本 尿路感染を疑う基準として，体温や性別を使わない代わりに，何を使おう？

荻野 **既往歴と重症度**はどうでしょうか。

岡本 いいね。尿路感染の既往歴があれば，陽性尤度比2.3～2.9だから，既往歴はとても大切だ[6]。また，NICEガイドラインでは重症度を使ってるよ。重症化リスクの黄色信号 [➡ **Day 2** p12] があり，熱源が明らかではないときに尿検査をするべきだとしている[7]。ちなみに「熱源が明らかではない」の考え方だけど，腹痛や嘔吐は尿路感染症に多い症状だから[7]，これを「熱源は胃腸にあり！」と思ってはダメだ。

荻野 しかし，尿路感染症のすべてが重症というわけではありません。もちろん適切な治療をしなければそのうち重症化するのでしょうが，そういうの私は嫌いです。それに，**尿路感染は72時間以内に治療しないと腎瘢痕を形成する**と聞いたことがあります。

岡本 腎瘢痕化率は，発症48時間以内の抗菌薬治療だと5%，72時間以内だと8%，72時間を超えると14%になる[3]。だから，尿路感染は早く見つけてあげたいし，UpToDateにも「可能な限り24時間以内に見つけるべき」とある[3]。でも，現実的にはかなり難しいよ。全身状態がそこそこ良い場合は特にね。だからこそ，**僕は発熱4日目にはどんなに全身状態が良くても，必ず血液検査をするようにしている**。その血液検査でCRPの高さから尿路感染に気付くことができれば，ギリギリ72時間だ。腎瘢痕化率8%はもちろん嫌な数字だけど，ここで気付けずにさらに腎臓にダメージを与えたり，菌血症に至ったりするよりはマシだ。「小児感染症のトリセツREMAKE」にも，「腎瘢痕発生群の治療開始中央値が72時間程度のため，発熱直後に躍起になって治療開始を試みる必要もない」とある[8]。

荻野　発熱4日目ではギリギリすぎるような気もしますが。まあ，熱源を探しもしないで，熱が長いからって内服抗菌薬出して不完全な治療になってしまうよりは，はるかにマシですか。尿路感染の既往歴も残りませんし。

岡本　荻野先生が言いたいこともわかるよ。だからこそ，**尿路感染の既往歴があれば積極的に尿検査しよう**。逆に言えば，尿路感染はしっかり診断をつけて，正しく既往歴に加えてあげることが大事だ。腎瘢痕を防ぐためにもね。

荻野　OKです。納得しました。

Day 3
発熱以外の所見がない

CRPはどのくらい参考になる？

荻野　発熱4日目の尿路感染は，さすがに血液検査でわかりますよね？

岡本　尿路感染のうち，腎瘢痕を来すような腎盂腎炎（acute pyelonephritis）のCRPは6.8 ± 3.9mg/dLだった[9]。腎瘢痕を起こさないような腎盂炎[注2]のCRPは2.1 ± 1.5mg/dLだった[9]。プロカルシトニンのほうが有用だったり，コクランレビューでは腎盂腎炎を見逃さないためにCRP 2mg/dLをカットオフとして提案していたりするけど[10]，比較的元気な発熱4日目の小児というセッティングに限定すれば，**CRP 4mg/dLをカットオフにしていい**と僕は思うよ。

熱源不明熱で尿検査をする基準のまとめ

荻野　結局，性別と腋窩温は参考にならず，**年齢と既往歴と重症度と発熱期間とCRPを使って尿検査の適応を決めればいい**んですね。

岡本　すごく簡単にポイントをまとめてくれたね。この調子で，いま僕が言ったことをフローチャートみたいにできる？

荻野　こんな感じでしょうか［図1］。生後3カ月未満というだけで重症度項目［→ **Day 2** p13］に該当するので，あえてフローチャートに書かなくてもいいかもですが。

岡本　いや，このほうが見やすいよ。すごくいいフローチャートだ。

荻野　私がさっき診た子は，尿路感染の既往はなく，1歳で，重症度項目には

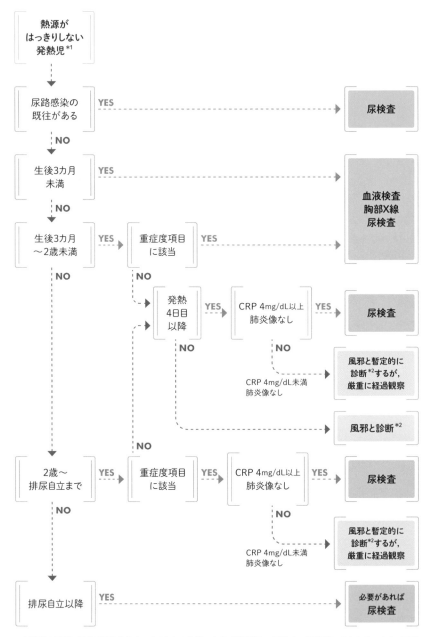

*1 腹痛や下痢，嘔吐は尿路感染症でもみられる症状であり，熱源がはっきりしない発熱児に含まれる。また，軽度
　の咳嗽や鼻汁は，発熱の主体ではない可能性があり，これらも熱源がはっきりしない発熱児に含まれる。

*2 下痢が目立つ場合はウイルス性胃腸炎と診断

図1　熱源がはっきりしない発熱児に対する尿検査フローチャート

該当しませんでした。岡本先生なら経過観察しますか？

岡本 正直なところ，わからない。重症度項目の「具合が悪そうにみえる」が荻野先生と僕とでは違うから。ただ，もし「具合が悪そうにみえる」んだったら，**同時に血液検査と胸部Ｘ線検査もするかな**。

荻野 あー，重症度項目は血液検査と胸部Ｘ線検査の基準でもありますね（胸部Ｘ線については [➡ **Day 5** p38]）。

岡本 うん。尿路感染の既往歴があるケースでは，尿検査を積極的にしていいと思う。逆に，既往歴がないケースに尿検査だけを先行させるのは中途半端に感じるね。

採尿バッグでもOK?

荻野 採尿バッグについて，何かアドバイスありますか？ 研修医にとって導尿は難しくても，バッグを貼り付けるだけなら簡単だと思いますが。

岡本 確かに**採尿バッグはスクリーニングとしてはいい**。感度は85％で，カテーテル尿検査よりも優れるという報告すらある[11]。コンタミネーションがあるから特異度62％しかないけど（カテーテル尿の特異度は97％）[11]。問題は，採尿バッグを貼っても外来で都合良く排尿するとは限らない点だね。一つのアイディアとして，**採尿バッグは輸液と相性が良い**。脱水所見は重症度項目の一つだけど，同時に輸液の目安でもある。1〜2時間かけて輸液している間に，採尿バッグに尿が溜まることはあるね。

荻野 なるほどです。でも，2歳未満のルート確保もそれなりにハードですよ。私は余裕ですけど。

岡本 そういう意味で僕らが研修医に期待する点は，重症度項目をもつ子どもを見つけ出し，小児科医につなぐことかもしれないね。

☑ 発熱以外に所見がない1歳2カ月児では，尿路感染既往がなく，重症度項目を満たさず，発熱3日目以内である限り，尿検査が必要とまではいえない。

☑ 尿検査をするかどうかは，年齢と既往歴と重症度と発熱期間とCRPで決める。

☑ 輸液と採尿バッグは相性が良い。

Q11
の答え

c）既往歴があれば全例

d）2歳未満で重症度項目に該当すれば全例

　尿路感染の既往歴は，陽性尤度比2.3～2.9である[6]。熱源がはっきりしない発熱で，尿路感染の既往がある場合は積極的に尿検査をする。一方で，発熱48時間以内であれば腎瘢痕化率は5%しかないので[3]，「尿路感染の既往がある児は熱が出たらすぐに尿検査をせよ」という意味ではない。発熱48時間以内に尿検査できればよい。

　尿路感染症の87%が2歳未満であり[5]，2歳未満で重症度項目に該当すればただちに尿検査すべきである。

ここだけは外してほしくない

現場での落としどころ ➡ **疑わしきは小児科医へ**

　子どもの診療を難しくさせてしまっている原因の一つが，尿路感染症だと感じています。2歳未満はリスクですが，この年齢はトイレで排尿できません。内科の尿検査はとても簡単ですが，小児科の尿検査は簡単ではありません。「尿検査したいのにできない」という葛藤が，「子どもを診ることはできない」という心の壁になっていると思います。そこで，本書では尿検査の基準を明確にしました。思い切ったところもありますが，そもそも腎盂腎炎の10～20%は初回尿検査で白血球陰性であり[3]，尿検査さえできればいつもうまくいく，というわけでもありません。

　本項のフローチャートに沿えば診断を大きく外すことはありません。フローチャート上，尿検査や血液検査が必要な状況にもかかわらず，これができない場合はためらわず小児科専門医にご紹介ください。「検査はできないけれど，抗菌薬内服ならできる……」という姿勢は，フローチャートの上部にある「尿路感染既往がある」を不明確にしますので推奨できません。

詳しくは『**小児科ファーストタッチ**』をCHECK！

◆ 発熱に対する検査の基準 ➡ p9～12
◆ 尿路感染症 ➡ p292～298
◆ 熱源不明熱 ➡ p360～363

引用文献

1）Debra L Palazzi : Fever of unknown origin in children: Evaluation. UpToDate, 2019（Last updated Feb 22）

2）Coburn H Allen : Fever without a source in children 3 to 36 months of age: Evaluation and management. UpToDate, 2020（Last updated May 19）

3）Nader Shaikh, et al : Urinary tract infections in infants and children older than one month: Clinical features and diagnosis. UpToDate, 2020（Last updated Jan 14）

4）Craig JV, et al : Temperature measured at the axilla compared with rectum in children and young people: systematic review. BMJ, 320 : 1174-1178, 2000 [PMID：10784539]

5）古市宗弘，他：過去10年間に経験した尿路感染症の臨床的検討．日本小児科学会雑誌，117：1093-1097，2013

6）Shaikh N, et al : Does this child have a urinary tract infection? JAMA, 298 : 2895-2904, 2007 [PMID：18159059]

7）National Institute for Health and Care Excellence（NICE）：Fever in under 5s: Urinary tract infection in under 16s: diagnosis and management. Clinical guideline [CG54], 2018（https://www.nice.org.uk/guidance/cg54）

8）伊藤健太：小児感染症のトリセツREMAKE（笠井正志・監）．金原出版，p265，2019

9）Xu RY, et al : Procalcitonin and C-reactive protein in urinary tract infection diagnosis. BMC Urol, 14 : 45, 2014 [PMID：24886302]

10）Shaikh N, et al : Procalcitonin, C-reactive protein, and erythrocyte sedimentation rate for the diagnosis of acute pyelonephritis in children. Cochrane Database Syst Rev, 2015, 1 : CD009185, 2015 [PMID：25603480]

11）McGillivray D, et al : A head-to-head comparison: "clean-void" bag versus catheter urinalysis in the diagnosis of urinary tract infection in young children. J Pediatr, 147 : 451-456, 2005 [PMID：16227029]

Day 3 発熱以外の所見がない

25

生後3カ月未満の発熱

症例：生後1カ月，男児 主訴：発熱

11月4日 発熱した。近医を受診し，当院に紹介された。

予診票：体温38.6℃（腋窩温），心拍数170回／分（覚醒時），呼吸数50回／分，SpO₂ 97%。

☑ **生後1カ月の発熱には，どんな検査が必要だろうか？**

荻野 さっきから何をそんなに悩んでるの？

あだち 実は，これから生後1カ月の発熱が来るので準備をしているのですが……。

荻野 くらえ！ 手ピカジェル！ ［注1］

あだち 冷たっ，何するんですか。

荻野 ちょっと脳髄の除菌をしようかと。生後3カ月未満の発熱なんて，研修医の手に負えるわけないでしょ。私が代わるから，キミは診察室の隅っこのほうでおとなしく座って見てなさい。

あだち でも，岡本先生からまずファーストタッチするよう言われたんです。ただ，UpToDateの記載がかなり複雑で……。「Febrile infant（younger than 90 days of age）」という項目だけでも，Definition of fever[1]，Outpatient evaluation[2]，Management[3]と3つに分かれてるんです。結局何がポイントなんだろう。はあ……。

荻野 あー，もう！ ため息つかないの。私が横でチェックしてあげるから，まずは問診と診察までしてみて。必要な検査や方針はあとで一緒に考えましょ？

Q12

**生後3カ月未満の発熱児を診察するとき，参照すべきものは？
（2つ選べ）**

a）診察券 b）健康保険証 c）乳幼児医療証

d）母子手帳 e）お薬手帳

➡ 答えはp33

生後1カ月の発熱，まずは何を確認する？

荻野　問診と診察を始める前にまず確認したいんだけど，この2つのポイントはなんだと思う？

あだち　**重症度項目**について，おととい習いました[➡ **Day 2** p13]。お母さんから見た顔色や具合が悪そうにみえるか，呼吸数はどうか，陥没呼吸がないか，皮膚ツルゴールや口腔粘膜の乾燥の確認，CRT，あとは大泉門の膨隆や，手足の関節の腫れがないかを診ます。

荻野　へー，やるじゃない。でも，生後3カ月未満の子どもを診るには，ちょっと足りないかな。

あだち　え，待ってください。すぐにUpToDateを確認しますので。

荻野　待つってどれくらい？

あだち　10分，いや5分で読破してみせます。

荻野　そんなに待てません。私は焦らされるのが嫌いなんです。ここに「HAPPY！　こどものみかた」という本があります。見たいですか？

あだち　見たいです。

荻野　仕方ないなあ，特別だよ？　このページ[4]なんてどうかしら。まとめると，こんな感じね。

生後3カ月未満の発熱児への問診ポイント
- ◆ 母体感染症：特にB群溶連菌（GBS）と単純ヘルペス
- ◆ 黄疸加療歴：1～2日の光線療法で軽快するケースは含めない
- ◆ 先天奇形：染色体異常や心疾患を含む
- ◆ 慢性肺疾患：出生体重1,500g以下に多い。肺が未熟で呼吸予備能が低い
- ◆ 免疫不全
- ◆ 入院歴
- ◆ 抗菌薬投与歴

荻野　**在胎週数**と**出生体重**もぜひ聞いてね。あと，**周囲の感染症流行**もね。

あだち　本当に，これ全部，聞き取るんですか……？

荻野　それだけ生後3カ月未満の発熱は慎重にってこと。安心しなさい，母子手帳で在胎週数，出生体重を確認しながら，「赤ちゃんが生まれる直

前に，お母さんに感染症はありましたか？　生まれてから，赤ちゃんに何か異常を指摘されたことはありますか？」とお母さんに聞けば大丈夫よ。ちゃんとお母さんに確認してね？　母子手帳には「出産時の児の状態」や「出生時の異常」，「その後の経過中の異常」という項目があるんだけど，正直なところしっかり書かれてないケースが多いから[注2]。

あだち　何か事情がありそうな言い方で気になりますが。それでも母子手帳が大事なんですね。

荻野　うん，察して。それと，**周囲の感染症を聞くのは小児科の基本だよね。**「お兄ちゃんやお姉ちゃんはいますか？　風邪をひいてませんか？」でOK。

あだち　ところで，在胎週数ってどう評価するんでしょうか。

荻野　先生のNICU経験は？

あだち　ポリクリで1週間見学しました。

荻野　だよね。んーとね，ちっちゃいといろいろ大変っていうか，なんかピピッときやすくなるというか。

あだち　そこでまた「ピピッ」が登場するんですね [➡ **Day 2** p9]。

荻野　とにかく，いまのでポイントはチェックできたから，さっそく問診と診察をしてみましょ。

Q13
日齢29〜90の発熱で，リスクとなる所見はどれ？
. . . .

a）ぐったりしている　　　**b）直腸温が38.0℃以上**

c）早産児（在胎37週未満）　　　**d）母体のGBS保菌**

e）生後3カ月未満という時点でハイリスク

➡ 答えはp33

どんな検査が必要？

荻野　問診と診察，お疲れさま。わかったことをまとめてもらえる？

あだち　はい。日齢45の男児です。在胎36週5日，2,600gで生まれました。母体は妊娠後期にGBS陽性と言われ，出生前に抗菌薬療法を受けたそうです。児は黄疸で光線療法を1日受けていますが，それ以外に指摘された異常はありません。きょうだいが風邪をひいています。診察では，

発熱以外に明らかな所見は感じませんでした。

荻野 鼓膜もきれいだったし，脱水所見もなさそう。お母さんも「飲めてる」って言ってたからね。

あだち 重症度項目はどれも該当しないですね。

荻野 ああ神様，どうか私の聞き間違いであってください。

あだち 言い間違えました。どんな所見であっても，**生後3カ月未満というのが重症度項目に含まれますから，結局は血液検査と胸部X線検査ですね。**

荻野 そだねー［注3］。血液検査と胸部X線検査は必須。昨日，尿検査フローチャートを作ったときにも話したけど，**尿検査も必須だよ**［➡Day3 p22］。生後3カ月未満の発熱で熱源がはっきりしてるってことは基本的にないんだから。まあ，日齢29以上でインフルエンザ陽性とかRSウイルス陽性とかだったら，それが熱源って言ってもいいけど。

Q14

日齢45の発熱児に対して，髄液検査をするかどうか判断するのに有用な情報はどれ？（すべて選べ）

a）好中球数　　b）桿状核球　　c）CRP

d）プロカルシトニン　　e）尿中白血球数

➡ 答えはp33

髄液検査はする？　しない？

荻野 さて，髄液検査はしますか？

あだち 細菌性髄膜炎かどうか，ですよね。えーと……したほうが……？

荻野 私の顔色を見ないで。「HAPPY！　こどものみかた」ならここにありますけど，見たいですか？

あだち 見たいです。

荻野 素直でよろしい。このページかな。

あだち **髄液検査は抗菌薬投与を開始するときは必ず施行，とあります**[4]。裏返すと，必ずしも髄液検査は必要ではないということですよね。他の項目でリスクがあれば髄液検査せよってことでしょうか？

荻野 きっとそういう意味だと私も解釈してる。たぶん先生の大好きなUpToDateにも書いてあるんじゃない？

あだち 確かに書いてあります［表1］。

荻野 へー，こんな基準なんだ。私が知ってるのと違うな……。

あだち 今回は**全血算，CRP，プロカルシトニン，血液培養，尿検査，尿培養，胸部X線をまず行い，結果を見て髄液検査**でしょうか。でも，肺炎像があったら診断は肺炎だし，膿尿があれば尿路感染だと思うんですけど，それなのに髄液検査を追加するのって，おかしくないですか？

荻野 肺炎や尿路感染があることは髄膜炎を否定せず，むしろそのリスクを高めるからじゃない？　知らないけど。

あだち 関西人の「知らんけど」ですね。

荻野 本当に知らないんだもん。せっかくだし，あとで岡本先生に解説してもらいましょ［➡p36］。ただ私が思うに，生後3カ月未満の肺炎は抗菌薬を経験的に投与するでしょう？　尿路感染だったらなおさらね。抗菌薬を使うんだったら，その前に髄液検査は済ませてねって意味じゃないかな。知らんけどね！

表1　生後3カ月未満（日齢90未満）の髄液検査の基準

- ■ **ぐったりしている場合は全例**
- ■ **日齢28以下では全例**
  （仮にインフルエンザやRSウイルスの迅速検査が陽性であっても）
- ■ **日齢29～60で以下に該当する場合**
  - ・白血球5,000/μL以下または15,000/μL以上
  - ・桿状核球1,500/μL以上
  - ・桿状核球／好中球0.2以上
  - ・プロカルシトニン0.5ng/mL以上
  - ・CRP 2mg/dL以上
  - ・胸部X線で肺炎像あり
  - ・尿中白血球 陽性
- ■ **日齢61～90で，ぐったりしていなければ，髄液検査は必須ではない**

岡本メモ
インフルエンザやRSウイルスの迅速検査が陽性で，全身状態が良い場合は血液検査や髄液検査を省略できる。

岡本メモ
原文では「呼吸器症状がある場合において」と限定しているが，軽度な鼻汁や鼻閉は多くの児に存在し，呼吸器症状がないと断言することは難しい。また，呼吸器症状がはっきりしない潜在性肺炎も経験する。したがって本書では「呼吸器症状がある場合において」という限定を外す。

岡本メモ
原文では「局所感染所見があり，尿中白血球陽性」の場合，髄液検査を推奨している。その状況では経験的に抗菌薬が使用され，細菌性髄膜炎のリスクが高まるためである[2]。しかしその根拠は十分ではないため，髄液検査自体のリスクと，細菌性髄膜炎を見逃すリスクとを考慮して，家族の意向を含めて判断しなければならないと注釈されている。

岡本メモ
UpToDateでは「尿検査のみ実施する」という記載があるが，本書では生後3カ月未満の発熱は重症度項目に該当するため，血液検査と胸部X線検査も実施する。

〔Hannah F Smitherman, et al：Febrile infant（younger than 90 days of age）：Outpatient evaluation. UpToDate, 2020（Last updated May 26）より一部改変〕

あだち 確かに，「HAPPY！ こどものみかた」の記載とも一致します。……あ，でも，この子は在胎36週5日でした。予定日から考えると修正日齢は22です。つまり，検査結果に関係なく髄液検査したほうがいいってことですよね。

荻野 え，UpToDateにはそんなこと書いてあるの？ まあ髄液検査は必要と思ったらささっとやってしまっていいけどね。簡単だし。

あだち その言い方だと，荻野先生は髄液検査を待機的にするんですね。

荻野 うん。全身状態が悪くなければね。とりあえず血液検査，ルート確保，尿検査，胸部X線検査までして，そろそろ岡本先生のチェックを受けましょうか。

Q15
生後3カ月未満の発熱であっても検査を省略できるのはどんなとき？（すべて選べ）

a）元気そうにみえる b）直腸温38℃未満

c）薄着にして15〜30分後に再度検温して体温が正常化

d）日齢29以上でウイルス迅速検査が陽性

e）予防接種翌日の発熱

⇒ 答えはp33

早産児では予定日からの日齢に修正せよ

岡本 おや，荻野先生。後輩の指導かな。感心感心。

荻野 あだち先生に生後1カ月の発熱は無理ですよ。もし私がいなかったら，今頃ポイント羅列で，ピントぼけぼけで，頭爆発です。

岡本 でも，荻野先生がいてくれたんでしょ？ よかったじゃない。それで，いまはどんな感じ？

あだち いくつか質問があります。まず，**生後3カ月未満に対する在胎週数の評価**について教えてください。

岡本 在胎37週未満は，侵襲性細菌感染症いわゆる菌血症や髄膜炎のリスクが10〜12倍になるね[2]。ただ，それ以上に強調したいのが，「**早産児では予定日からの日齢に修正せよ**」ってことかな［注4］。例えば，在胎36週0日で日齢45なら，修正日齢は17だ。

あだち　ということは，髄液検査ですか？

岡本　UpToDate以外にもいろいろ基準はあるよ。例えば最近，アメリカの PECARN基準で，「尿中白血球陰性，好中球4,090/μL以下，プロカルシトニン1.71μg/L以下であれば髄膜炎や菌血症のリスクは低い」という報告がある[5]。

荻野　私，それ知ってます。日齢0〜60未満が対象ですよね。

岡本　さすが。でも，今回は対象が早産児だし，在胎36週以下は研究から除外されてるから，適用できないね。

荻野　step-by-step[6]はどうでしょう？　あれなら早産児にも使えます。日齢22〜90が対象ですから，今回の児のように修正日齢22のケースでも適用できます。尿検査が正常で，プロカルシトニン0.5ng/mL未満，CRP 2 mg/dL以下，好中球数10,000/μL以下で髄液検査を省略できます。

岡本　step-by-stepは日齢22〜27の精度が少し落ちるから注意が必要だけど，確かに今回の症例に適用できる。では，血液検査と尿検査をして結果を待とう。

あだち　岡本先生だったらどうしますか？

岡本　僕？　今回はあえて答えないよ。ただ一つ言えるのは，荻野先生の方針に僕も賛成だってこと。

荻野　ありがとうございます。

岡本　もう一つ言わせてもらうと，**生後3カ月未満の発熱は絶対に血液検査と尿検査が必要ってわけではない**。日齢29以上ではインフルエンザやRSウイルスの迅速検査が陽性の場合もそうだし，予防接種後の発熱やうつ熱もそうだ。肺炎球菌ワクチンとHibワクチンは接種0〜2日後に発熱しやすいけど[7]，24時間以内に解熱する。だから，**24時間以上続く場合は必ず精査すること**。うつ熱は直腸温で評価すればいいんだけど，腋窩でしか測れない場合は薄着にして15〜30分後に再度検温して体温が正常化するかどうかで判断できるよ[8]。

荻野　「ただ一つ言えるのは」のあとの補足が長すぎて，かなりカッコ悪いです。

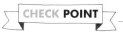

- ✓ 生後３カ月未満の発熱では，血液検査と尿検査と胸部Ｘ線検査が必須。
- ✓ 例外は次の３つだが，いずれも"全身状態良好"が前提。
  - 例外1：修正した日齢が29以降で，インフルエンザやRSウイルス迅速検査が陽性
  - 例外2：うつ熱
  - 例外3：予防接種後の発熱
- ✓ 生後３カ月未満の発熱では，必ず母子手帳を確認しながら問診する（生後３カ月以上でも母子手帳はワクチン接種歴が記載されており，参照する価値がある）。
- ✓ 早産児では予定日からの日齢に修正する。生後４カ月であっても，在胎32週では修正月齢２カ月であり，生後３カ月未満として診療にあたる。

Q12
の答え　**d）母子手帳　　e）お薬手帳**

　　母子手帳には在胎週数，出生体重，予防接種歴が確実に記載されており，大切な情報リソースである。在胎週数によって日齢が修正されることを踏まえれば[2]，少なくとも生後４〜５カ月以下の発熱では必ず参照する（もちろんそれ以降であっても参照してよい。おたふく風邪や水痘の診断に，予防接種歴は有用だろう）。

　　母子手帳と併せて，お薬手帳もぜひ確認してほしい。お薬手帳の大切さは，小児科に限ったものではない。

Q13
の答え　**e）生後３カ月未満という時点でハイリスク**

　　ぐったりしている場合は，髄液検査の適応である[2]。直腸温で38.0℃以上はうつ熱を否定する[1]。在胎37週未満は，菌血症や髄膜炎のリスクが10〜12倍になる[2]。母体のGBS感染は細菌性髄膜炎や関節炎，骨髄炎のリスクとなる[2]。いずれもリスクであるのだが，本項で最も強調したいのは「生後３カ月未満という時点でハイリスク」という点である。生後３カ月未満の発熱では，血液検査と尿検査と胸部Ｘ線検査が基本的に必須であり，髄液検査をするかどうかの判断が必要となる。

Q14
の答え　**すべて**

　　髄液検査を省略できる基準は，Rochester，step-by-step，PECARNが有名。特に近年のPECARN基準（尿中白血球陰性，好中球4,090/μL以下，プロカルシトニン1.71μg/L以下であれば髄膜炎のリスクは低い）は感度97.7%，特異度60.0%，陰性的中率99.6%，陰性尤度比0.04であり，細菌性髄膜炎の除外に有用である[5]。PECARN基準の注意点は，対象が日齢60以下であることと，ぐったりしている児や早産児は除外されていることである。

Q15
の答え　**解なし**

　　元気そうにみえても，生後３カ月未満の発熱は基本的に血液検査，尿検査，胸部Ｘ線検査を行う。腋窩温の上昇や体熱感を主訴に受診した場合，直腸温38℃未満であったり，薄着にして15〜30分後に再度検温して体温が正常化したりするならばうつ熱と考えられるが，やはり全身状態が良いことが前提である[1]。日齢29以上でウイルス迅速検査が

陽性の場合や，予防接種から48時間以内の発熱も全身状態が良ければ検査を省略できる[2]。生後3カ月未満の発熱に「これは検査不要」とシンプルに判断することはできず，本問は解なしとした。ただし，「a) 元気そうにみえる」ことが前提で，b) ～e) の状況であるならば，検査をせずに慎重に経過をみることはできる。

ここだけは外してほしくない

現場での落としどころ ➡ 生後3カ月未満の発熱というだけで高リスク

　本項は，生後3カ月未満の発熱に対してプライマリケア医で完結することを目指していません。本項では，プライマリケアの先生が紹介くださった生後3カ月未満の発熱児を小児科医がどのような考えで診ているか書きました。小児科医はこんな感じで髄液検査をしたり，しなかったりしているんだと感じてくだされば幸いです。出産予定日から数えて90日以内の場合はハイリスクなので，どれだけ全身状態が良くても小児科専門医に紹介してくださって大丈夫です。

　生後3カ月未満の発熱では，基本的に血液検査と尿検査と胸部X線検査が必須ですが，例外もあります。検査を要さない例外として，日齢29以降の迅速検査陽性や，うつ熱，予防接種後の発熱をあげました。もちろん，その前提となる「全身状態が良好」というのはなかなか判断が難しいので，念のため紹介するのは良い対応だと私は思います。ですが，「生後3カ月未満の発熱はプライマリケア医では無理！」というわけではなく，ローリスクを積極的に見出し，場合によっては「1日様子をみてみよう」という判断ができるプライマリケア医の先生も尊敬いたします。

詳しくは『小児科ファーストタッチ』をCHECK！

◆ 生後3カ月未満の熱源 ➡ p5～6

　生後3カ月未満児の肺炎では呼吸器症状が必発だったという報告[9]があり，UpToDate[2]もNICEガイドライン[10]も胸部X線検査の適応として「呼吸器症状があれば」としている。一方，「小児科ファーストタッチ」では潜在性肺炎を考慮し，生後3カ月未満の発熱には全例胸部X線検査としている。「呼吸器症状がない」と断定できる機会は多くなく，理解のしやすさや胸部X線検査へのアクセスのしやすさを勘案して，本書でも「小児科ファーストタッチ」と同様，生後3カ月未満の発熱には全例胸部X線検査とした。

　髄液検査については，「小児科ファーストタッチ」ではRochester基準を流用し，「新生児」や「日齢29～90で白血球5,000/μL未満または15,000/μL以上」，「重症度項目を満たすとき」としている。だが，近年のプロカルシトニンを使用した基準はRochesterよりも精度が良く，本書ではUpToDate基準とPECARN基準を紹介した。

◆ 細菌性髄膜炎 ➡ p252～257

引用文献

1）Hannah F Smitherman, et al：Febrile infant（younger than 90 days of age）：Definition of fever. UpToDate, 2019（Last updated Mar 07）

2）Hannah F Smitherman, et al：Febrile infant（younger than 90 days of age）：Outpatient evaluation. UpToDate, 2020（Last updated May 26）

3）Hannah F Smitherman, et al：Febrile infant（younger than 90 days of age）：Management. UpToDate, 2020（Last updated May 28）

4）笠井正志，他・編著：HAPPY！　こどものみかた 第2版．日本医事新報社，pp95-96，2016

5）Kuppermann N, et al：A Clinical Prediction Rule to Identify Febrile Infants 60 Days and Younger at Low Risk for Serious Bacterial Infections. JAMA Pediatr, 173：342-351, 2019［PMID：30776077］

6）Gomez B, et al：Validation of the "Step-by-Step" Approach in the Management of Young Febrile Infants. Pediatrics, 138：e2015438, 2016［PMID：27382134］

7）厚生労働省 予防接種後副反応・健康状況調査検討会：予防接種後健康状況調査集計報告書 平成23年度報告書（https://www.mhlw.go.jp/stf/shingi/2r9852000002qfxs-att/2r9852000002qfz9.pdf）

8）Robert M Kliegman，他・著；衛藤義勝・監訳：ネルソン小児科学 原著第19版．エルゼビア・ジャパン，pp1044-1047，2015

9）Bramson RT, et al：The futility of the chest radiograph in the febrile infant without respiratory symptoms. Pediatrics, 92：524-526, 1993［PMID：8414821］

10）National Institute for Health and Care Excellence（NICE）：Fever in under 5s: assessment and initial management. NICE guideline［NG143］, 2019（https://www.nice.org.uk/guidance/ng143）

Day 4

生後3カ月未満の発熱

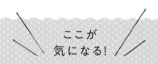

子ども診療のギモン

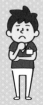

生後3カ月未満でも尿路感染であれば
髄液検査は省けますか？

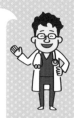

　こんな報告がある。尿路感染症の新生児163人中2人で髄膜炎を合併したけど，生後1カ月以上12カ月未満の尿路感染症499人に髄膜炎は1人もいなかった[1]。乳児期以降の尿路感染症については，髄液検査を省略してもいいのではないかと結論づけられている論文もある[2]。だから僕は，日齢29以上で尿路感染症が確定したケースでは髄液検査を基本的にしていないよ。一方で，これらは後方視的研究だし，尿路感染症は髄膜炎のリスクを上げも下げもしないというだけなんだから[2]，抗菌薬投与前に髄液検査をして髄膜炎を除外しておくべきだという論文もあるね[3]。

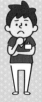

生後3カ月未満の肺炎の場合は
どうなんでしょう？

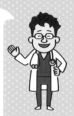

　「肺炎ではなく気管支炎であった場合，細菌感染のリスクとならない」というシステマティックレビューならあるよ。RSウイルス気管支炎の生後3カ月未満児1,749人のうち，菌血症は5人とまれで，髄膜炎はなかった[4]。つまり，気管支炎では髄膜炎はローリスクといえそうだ。

一方で，肺炎と髄膜炎の関連を直接比較した論文を僕は知らない。少なくともウイルス感染症として抗菌薬を投与しないのであれば，髄液検査は待機的でいいと思う。でも，抗菌薬を投与するなら，話は変わるよ。たとえば，もし荻野先生が「生後2カ月，白血球22,000/μL，CRP 7.8mg/dL，肺炎像があったので抗菌薬いきました」とプレゼンしたら，「僕だったら髄液検査をしただろうね」と答えるね。まあ，荻野先生は「迷ったら髄液検査」って感じだけど。

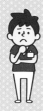

元気にみえても，やはり髄液検査はしたほうがいいんでしょうか？

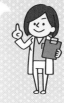

小児科医の「何かおかしい」という第六感は感度61.9%，特異度97.2%[5]ってことをおととい言ったけど [➡ **Day 2** p10]，生後3カ月未満では感度14.2%，特異度83.4%にまで落ちるよ[6]。生後3カ月未満では元気そうにみえても惑わされないようにね。

Day
4
生後3カ月未満の発熱

引用文献

1) Tebruegge M, et al : The Age-Related Risk of Co-Existing Meningitis in Children with Urinary Tract Infection. PLoS One, 6 : e26576, 2011 [PMID : 22096488]

2) Wang ME, et al : Testing for Meningitis in Febrile Well-Appearing Young Infants With a Positive Urinalysis. Pediatrics, 144 : e20183979, 2019 [PMID : 31395621]

3) Aronson PL : Routine CSF Analysis May Not Be Indicated in Febrile Infants With a Positive Urinalysis. J Pediatr, 216 : 242-245, 2020. [PMID : 31843116]

4) Ralston S, et al : Occult Serious Bacterial Infection in Infants Younger Than 60 to 90 Days With Bronchiolitis: A Systematic Review, 165 : 951-956, 2011 [PMID : 21969396]

5) Van den Bruel A, et al : Clinicians' gut feeling about serious infections in children: observational study. BMJ, 345 : e6144, 2012 [PMID : 23015034]

6) Díaz MG, et al : Lack of Accuracy of Biomarkers and Physical Examination to Detect Bacterial Infection in Febrile Infants. Pediatr Emerg Care, 32 : 664-668, 2016 [PMID : 25822238]

肺炎かもしれない聴診所見

症例：1歳　　主訴：発熱, 咳嗽

　11月3日 発熱, 咳嗽が出現した。
　　　5日 発熱が続くため当院を受診した。

予診票：体温38.4℃（腋窩温）, 心拍数130回/分（覚醒時）, 呼吸数30回/分,
SpO_2 96%, 見た目はぐったりしていない, 意識清明, 吸気と呼気にcracklesを聴取,
陥没呼吸なし, 皮膚ツルゴール低下なし, 口腔粘膜の乾燥なし, CRT2秒。尿路感
染症の既往はない。

☑ **このケースに, 胸部X線検査は必要だろうか?**

あだち　ついに買いました, アンチョビ本。

岡本　んー, あんちょこ本のことかな。何を買ったの?

あだち　荻野先生が持ってた本がよさそうだったんで, 似た本を買ってみたん
です。

岡本　へぇ, どれどれ……ん?　でたらめ出版の「LUCKY」だって?［注1］
初めて見るな。良い機会だから, その本を見ながら次の患者さんを診
療してよ。

あだち　発熱ですよね。えっと「LUCKY」によると, 重症感染症と治療可能な
感染症をまず除外します。

岡本　ふむふむ。

あだち　続いて, 川崎病と麻疹, 風疹, 流行性耳下腺炎, リンパ腫, 白血病,
神経芽細胞腫, 若年性特発性関節炎, 高安病, リウマチ熱, PFAPA
症候群, 家族性地中海熱, 亜急性壊死性リンパ節炎, クローン病, 潰
瘍性大腸炎, 亜急性甲状腺炎, 薬剤熱, 熱中症, 心因性発熱を除外し
ます。

岡本　待って。本当にそう書いてあるの?　おかしくない?

あだち　はい, 先生が言ってることと全然違いますね。岡本先生の指導, 実は
おかしいのでは……?

岡本　僕を疑うんじゃない。ちょっとその本は机の上に置いておいて, いまま
でどおりのやり方でやってみよう。

Q16
乳幼児への身体診察の一般的な順序として正しいのはどれ？

a） 咽頭視診 → 聴診 → 耳鏡　　**b）** 咽頭視診 → 耳鏡 → 聴診

c） 聴診 → 咽頭視診 → 耳鏡　　**d）** 聴診 → 耳鏡 → 咽頭視診

e） 耳鏡 → 聴診 → 咽頭視診　　**f）** 耳鏡 → 咽頭視診 → 聴診

⇒ 答えはp42

聴診のベストなタイミング

岡本　まず，予診で重要な要素は？

あだち　発熱3日以内です。生後3カ月未満ではありません。看護師さんがすでに重症度項目についても見てくれていますね。重症ではなさそうですし，既往に尿路感染症はなく，気道症状を伴っていますから，血液検査も尿検査も不要です。

岡本　そうだね。予診の時点で，発熱4日目じゃないか，生後3カ月未満じゃないかはわかる。SpO_2も看護師さんが測ってくれていることが多い。トリアージをしっかりしている病院では，意識レベルや呼吸数，陥没呼吸の有無，脱水所見も評価されていることがあるけど，これらは基本的には診察時に評価することが多いね。**特に呼吸数はとても大事なのに計測が難しい。**たとえ問診中でも，児が落ち着いてたり寝てたりすれば，胸の動きや服の上から聴診器を当てて呼吸数を確認しておく癖をつけよう[**⇒ Day 2** p14]。

あだち　では，患者さんを診察室に入れますね。

岡本　もう少し待って。あだち先生は，何を意識して何を診る？

あだち　ええと，先生がさっき言ったとおりです。看護師さんが評価してくれてはいますが，意識レベルや呼吸数，陥没呼吸の有無，脱水所見などの重症度項目をもう一度診察で確認します。そのあとは，見落としなく診察していくためにtop to bottomでまず喉を……。

岡本　荻野先生だったら，「医学部やり直せ，このすっとこどっこい！」と言うだろうね。

あだち　今どき言わないですよ，「すっとこどっこい」なんて。……ああ，喉を診る前に，胸の音を聴くんでしたね。

岡本　そのとおり。国家試験レベルの知識だけど，とても大切だ。泣いてし

まうと聴診がすごく難しくなる。小児
の診察中は，獲物を狙うトラのように，
虎視眈々と聴診のタイミングを窺うん
だ。問診中でもチャンスだと思ったら
すっと聴診器を当てる。服の上から背
中に当ててもいいから，とにかく泣か
さないこと。この方法だと同時に呼吸
数の確認もできるし，お勧めだね。

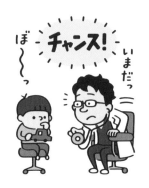

聴診が大事な2つの理由

あだち あの，聴診所見が正確に取れないと，小児診療は難しいですよね。

岡本 僕は小児診療のハードルをできるだけ下げたいんだけど，聴診だけは
できなきゃダメだ。聴診は2つの意味でとても大切だからね。まず，**迅
速検査の適応に役立つ**。迅速検査のRSウイルスとヒトメタニューモウ
イルスは，検査すべき基準としてwheezesやcracklesがあるんだ。詳
しくは今度話すよ [**⇒ Day 7** p51]。

Q17
胸部X線の撮影基準として適切なのはどれ？（すべて選べ）

a） 重症度項目を満たす   **b）** 生後3カ月未満の発熱

c） 発熱が72時間以上続く

d） CRP 4mg/dL以上で感染フォーカスが不明なとき

e） 発熱とcracklesがある

⇒ 答えはp42

岡本 さて，聴診所見の価値は，迅速検査の適応を決めるだけじゃない。も
う一つ大切なことがあるんだけど，わかる？

あだち えーと。

岡本 先生が持ってる「LUCKY」にも近いことが書いてあったよ。

あだち 高安病は背部血管雑音が聞こえることがありますが，違いますよね。

岡本 うん，違うね [注2]。治療可能な感染症として細菌性肺炎があるじゃな

い？　これを見つけられるのが聴診所見なんだ。例えば，**発熱と
crackles があれば，気管支炎か肺炎だ**。気管支炎はウイルス性，肺炎
は細菌性の可能性が高い[1]。両者を区別するのは，胸部X線だ。肺野
に浸潤影があれば肺炎だから，血液検査でCRPをみて細菌性かどうか
確かめよう。CRP 4mg/dL以上は細菌性の目安だから，そのときは細
菌性肺炎として抗菌薬を投与する。肺野に浸潤影がなければウイルス
性だから血液検査は不要だし，抗菌薬も不要だ。

あだち　発熱4日目で血液検査，3日以内でも重症度項目があれば血液検査，重
症度項目がなくてもcracklesがあって胸部X線で浸潤影があれば血液
検査。

岡本　素晴らしい，よく理解できているよ。

聴診以外で肺炎に気付くためのセーフティネット

あだち　胸部X線，血液検査，抗菌薬の適応を決めてしまうなんて，聴診って
すごく大事ですね。僕にできるかな……。

岡本　以前も言ったけど，小さい子どもの所見を正確に得るのはとても難し
いから，診察所見が絶対だというスタンスは危険だ[➡Day 1 p4]。でも，
仮に聴診で細菌性肺炎を見逃したとしても，重症度が上がれば気付け
るし，発熱4日目になっても気付ける。そもそもマイコプラズマ肺炎や
クラミドフィラ・ニューモニエ肺炎は聴診ではわからないよ。咳の強
さや流行，4歳以上という年齢で疑えたとしても，確実な早期診断はで
きない。だから，**発熱4日目には血液検査と同時に胸部X線を撮影す
ること**を僕はお勧めする。

あだち　いくつもの安全装置がついているんですね。それならできるような気が
してきました。cracklesに注意して診察してきます。

岡本　そのとおりだ。システマティックに動けば，見逃しは減る。自信をもっ
て患者さんを診察しよう。あと，少し言いにくいのだけど，その患者さ
んの予診票にはcracklesがあることまで書かれているんだ。当院の看
護師は優秀だね。

あだち　診察して，すぐに胸部X線をオーダーしますね。

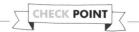

CHECK **POINT**

- ☑ 発熱とcracklesがあるときは胸部X線検査をする。肺炎の早期診断，早期治療につながる可能性がある。
- ☑ 胸部X線検査は次のいずれかのときに行う。
  ❶ 重症度項目を満たす（生後3カ月未満の発熱を含む）。
  ❷ 発熱が72時間以上続く。
  ❸ CRP 4mg/dL以上で感染フォーカスが不明。
  ❹ 発熱とcracklesがある。

Q16 の答え

d）聴診→耳鏡→咽頭視診

"まず聴診"というのが小児科の診察の基本である。次に鼓膜を診る。強い啼泣によって顔が真っ赤になると，鼓膜も赤くなり中耳炎の評価が難しくなるので，鼓膜観察時も泣かせないほうがよい。最後に咽頭視診をする。喉を診られるのを嫌がって子どもは泣いてしまいやすいが，泣いていても咽頭の観察には支障がない（むしろ泣いているほうが診やすい）ためである。一方で，熟達した小児科医は子どもを泣かさずに咽頭を診られるのも事実である。ぜひ練習して，鮮やかに咽頭を診られるようになってほしい（咽頭所見の上手な取り方は➡**Day 8** p58）。

Q17 の答え

すべて

UpToDateでは，次を胸部X線検査の適応としている[2]。

胸部X線検査の適応基準（UpToDateの場合）
- ■ 重症患者
- ■ 入院例
- ■ 臨床所見が決定的でない場合の診断の確認・除外
- ■ 再発する肺炎の既往あり
- ■ 肺炎症状が抗菌薬に反応せず長期化する
- ■ 生後3カ月未満で呼吸器症状（咳，多呼吸，wheezesまたはcrackles）あり[3]
- ■ 3歳未満で，発熱39℃以上および白血球数20,000/μL以上
- ■ 3～10歳で，発熱38℃以上と咳嗽があり，白血球数15,000/μL以上

NICEガイドラインでは，次を胸部X線検査の適応としている[4]。

胸部X線検査の適応基準（NICEガイドラインの場合）
- ■ 重症患者
- ■ 熱源不明で発熱39℃以上および白血球数20,000/μL以上
- ■ 生後3カ月未満で呼吸器症状あり

「a）重症度項目を満たす」は両基準と合致するが，b）～e）は条件が欠けており正解ではないといえる。UpToDateもNICEガイドラインも，肺炎を疑ったとしても外来治療できるのであれば胸部X線は必要ないとしており，胸部X線検査にそれほど価値を置いていない。確かに，外来での胸部X線撮影が予後に影響しなかったという報告はある[5],[6]。

だが，本書ではすべてを正答とする。その理由として，わが国ではクリニックや休日夜間診療所でも胸部X線検査が行いやすく，また非専門医にとって，血液検査よりも胸部X線検査のほうが簡単で利用しやすいからである。

「b）生後3カ月未満の発熱」は重症度項目に含まれるため，呼吸器症状がなくても胸部X線を撮ると決めておいたほうが理解しやすい。そのほか，呼吸器症状がないと判断することは非専門医にとって難しいことも理由の一つである。

「c）発熱が72時間以上続く」場合に胸部X線検査をすると，聴診所見が目立たないマイコプラズマ肺炎やクラミドフィラ・ニューモニエ肺炎に気付くことができる。

「d）CRP 4mg/dL以上で感染フォーカスが不明なとき」という基準は，UpToDateには記載されている年齢や発熱の程度の要素がない分，利用しやすいはずだ。そもそも腋窩温は不安定であり，評価に適さない。わが国ではCRPを利用しやすいため，うまく評価に使えばよい。

「e）発熱とcracklesがある」場合は気管支炎か肺炎であり，UpToDateの「臨床所見が決定的でない場合の診断の確認・除外」に含まれるともいえる。発熱とcracklesがあり，胸部X線に浸潤影がなければ気管支炎，浸潤影があれば肺炎である[7]。ネルソン小児科学の中にある「臨床医の役割は，肺炎を鑑別することである。肺炎は細菌性である可能性がより高く，その場合，治療に抗菌薬を必要とする」という記載[1]は，筆者の好きな言葉である。発熱とcracklesがあっても気管支炎であるならば血液検査は待機的でよいし，肺炎であるならば血液検査をして抗菌薬の適応を考えるべきである。

なお，a）～c）は血液検査の基準でもある[➡ Day 1 p4，➡ Day 2 p13，➡ Day 4 p26]。

ここだけは外してほしくない

現場での落としどころ ➡ **発熱＋cracklesには，積極的に胸部X線を**

胸部X線検査を簡単にできる医院とできない医院とで，本項の意味は変わってきます。簡単にX線検査ができる環境であれば，ぜひ診療に活用してほしいです。特に，プライマリケアの場面で胸部X線検査が有用なのは，発熱とcracklesがあるときです。本項では，胸部X線検査で肺炎像があれば血液検査をし，血液検査でCRP 4mg/dL以上なら抗菌薬，としています。逆に肺炎像がなければ，発熱3日目以内で重症度項目を満たさない限り，血液検査は遅らせてもよいと提案します。つまり，胸部X線検査によって血液検査の適応を決めることができます。

小児の血液検査に対しハードルが高いと感じる方は少なからずいると思います。発熱とcracklesがあっても血液検査を回避できる理由として，上手に胸部X線検査を使ってください。

—— 詳しくは『小児科ファーストタッチ』をCHECK！ ——
◆ 胸部X線検査 ➡ p6～7

引用文献
1）Robert M. Kliegman, 他・著；衛藤義勝・監訳：ネルソン小児科学 原著第19版．エルゼビア・ジャパン，pp1705-1706，2015
2）William J Barson：Community-acquired pneumonia in children: Clinical features and diagnosis. UpToDate, 2019（Last updated Sep 25）

3) Hannah F Smitherman : Febrile infant（younger than 90 days of age）: Outpatient evaluation. UpToDate, 2020（Last updated May 26）

4) National Institute for Health and Care Excellence（NICE）: Fever in under 5s: assessment and initial management. NICE guideline ［NG143］, 2019（https://www.nice.org.uk/guidance/ng143）

5) Swingler GH, et al : Randomised controlled trial of clinical outcome after chest radiograph in ambulatory acute lower-respiratory infection in children. Lancet, 351 : 404-408, 1998 ［PMID : 9482294］

6) Cao AM, et al : Chest radiographs for acute lower respiratory tract infections. Cochrane Database Syst Rev, CD009119, 2013 ［PMID : 24369343］

7) 尾内一信，他・監：小児呼吸器感染症診療ガイドライン2017．協和企画，pp197-216，2016

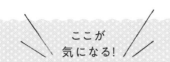

ここが
気になる！

子ども診療のギモン

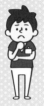

泣きやんでくれず，聴診ができないときは
どうすればいいですか？

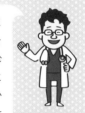

どれだけ配慮しても，子どもが泣きやまないことってあるよね。そのときは思考を切り替えて，啼泣時の特性を利用した聴診をしよう。例えば，泣き声は呼気の前半に強く，呼気終末にかけて弱くなる[1]。だから，呼気終末に出現するwheezesは啼泣時でも聴取可能ではあるんだ[1]。あと，泣いている子どもであっても，息を吸っているときには声が出ないから，吸気時のcracklesは聴診することができる。つまり，泣きやんでくれないときは，呼気終末のwheezesと吸気時のcracklesに意識に集中させるといいよ [wheezesとcracklesについては➡ Day 6 p46]。

ただ，優れた小児科医は意識的に，そして無意識に子どもを泣かさないコツを実践している。これについては，「小児科ベストクエスチョン」(中外医学社)に書いたから，時間があったら読んでみてほしいな[2]。

引用文献
1) 高瀬真人：幼児の胸部聴診；深呼吸のさせ方，泣く子の聴診，聴診音の記載の仕方.
小児内科，49：1277-1280，2017
2) 岡本光宏：研修医24人が選ぶ 小児科ベストクエスチョン．中外医学社，pp99-105，
2020

肺音の聴き分け方

症例：2歳　　主訴：発熱，咳嗽。前医で肺雑音の指摘。

11月7日 発熱，咳嗽が出現した。
　　8日 近医で肺雑音を指摘されたため，当院に紹介された。

☑ 聴診所見は，どのようにカルテ記載すればいい？

「肺雑音」では伝わらない

荻野 見てくださいよ，このカルテ。あだち先生の「肺雑音あり」って記載なんですけどね，正体がわからないから不気味です。「呼吸音が清ではない」って意味なんでしょうが。

岡本 「呼吸音清」って書くとき，僕はいつもダース・ベイダーのことを考えてしまうよ。当初の彼も，正体がわからなくて不気味だったな。もし間質性肺炎にでもなったら，あの呼吸音にfine cracklesが混じるんだろうか[注1]。

荻野 その例えは1ミリも理解できません。

岡本 それはさておき，確かに「肺雑音」と言っても，wheezesとかrhonchiとかcracklesとかいろいろあるね。

荻野 あだち先生には詳しく教えてあげないんですか？　このままではあだち先生が「ギュー音」とか「ハイザツ」とか謎の言葉で汚染されてしまいます。

岡本 いや，喘息発作か細気管支炎の患者さんが来たら説明しようと思っていたよ。でも，荻野先生が気になるんだったら，いま教えたほうがいいね。聴診所見を正確に書くのは，小児科だけではなく内科でも大切なトレーニングだ。荻野先生，頼める？

荻野 任せてください。あだち先生が汚染される前に，浄化してきます。

岡本 手ピカジェルでは浄化できないから置いていきなさい？

Q18
聴診所見として正しいのはどれ？

a） wheezing は聴診所見の一つである

b） 連続性ラ音のうち，400Hz 以上が wheezes，400Hz 未満が rhonchi

c） crackles は呼気には聞こえない

d） wheezes は吸気には聞こえない

e） crackles は気管支炎または肺炎の所見である

⇒ 答えはp49

crackles と wheezes の2つをおさえるべし

荻野　というわけで，あだち先生。今日から「肺雑音あり」は。

あだち　ちょうど，その肺雑音について質問したかったんです。荻野先生に会えてよかった！　UpToDate を読んでいると，どうやら crackles と wheezing が大事なようなんです[1]。でも，その特徴や違いが書いてなくて。

荻野　UpToDate は wheezing って言葉を使うんだ？

あだち　はい。ちなみに「LUCKY」という本には，「wheezing waffle とは無駄話という意味」とありますね。

荻野　まさに無駄な情報，ありがとう。でも，聴診所見の勉強って難しいよね。「ネルソン小児科学」と「小児呼吸器感染症診療ガイドライン」とでも記載が違うし。

あだち　聴診所見のポイントってなんですか？

荻野　私は coarse crackles，fine crackles，wheezes，rhonchi の4つに分けてるけど，**先生は crackles，wheezes の2つだけしっかり覚えるといいんじゃないかな**［表1］。そのほうが職種問わずに情報をシェアしやすいって，何かの本[2]で読んだことあるよ［注2］。

表1　聴診所見の分類法

4分類法

音の種類		音の聞こえ方	特徴
断続的	coarse crackles	「ブツブツ」「ボコボコ」	■ 断続的な音。 ■ 一般的に吸気時に聴取されるが，小児においては呼気時にも聴取される。
	fine crackles	「パリパリ」「パチパチ」	■ 断続的な音。 ■ 小児ではほとんど聞こえない。
連続的	wheezes	「ヒューヒュー」	■ 呼気の高音で連続的な音。400Hz以上。 ■ 一般的に呼気時に聴取されるが，吸気にも聴取される。
	rhonchi	「ボーボー」「グーグー」	■ 低音で連続的な音。200Hz未満。 ■ 太い気管支に由来し，呼気および吸気に聞こえる。

2分類法

音の種類		音の聞こえ方	特徴
断続的	crackles	「ブツブツ」「ボコボコ」 「パリパリ」「パチパチ」	■ 断続的な音。 ■ 一般的に吸気時に聴取されるが，小児においては呼気時にも聴取される。 ■ 気管支炎や肺炎の所見である。生後6カ月未満では細気管支炎の所見である。
連続的	wheezes	「ヒューヒュー」 「ボーボー」「グーグー」	■ 連続的な音。 ■ 一般的に呼気時に聴取されるが，吸気時にも聴取される。 ■ 気管支喘息発作や喘息性気管支炎の所見である。生後6カ月未満では細気管支炎の所見である。

wheezesってどんな音?

あだち　wheezesのところに書いてある400Hzってどんな音ですか?

荻野　NHKラジオの時報で「ラ・ラ・ラ・ラーン♪」ってあるでしょ。最初の3つは440Hzだよ。

あだち　うーん，ピンと来ません。というかあの音，「ラ」だったんですね。

荻野　鈍そうだもんね，あだち先生。絶対鈍感[注3]。

あだち　いまから吹奏楽部に入って特訓します。

荻野　大丈夫。連続性ラ音が聞こえたら，音が高くても低くても気にせず

wheezesって書いちゃえ。別に鑑別疾患変わらないんだし。

あだち まさか，ラ音の「ラ」って[注4]。

荻野 岡本先生みたいなこと言わないで。ドイツ語のラッセルゲロイシュだよ。確か，「副雑音」って意味。

あだち なるほど。**断続的な雑音はcrackles，連続的な雑音はwheezes**か。2分類法はシンプルでわかりやすいです。小児の呼吸「壱ノ型　囃音・断」と「弐ノ型　囃音・連」って感じですね[注5]。

荻野 痛い。いやこれは……かなり痛い。

あだち とにかくこれからは，「肺雑音あり」じゃなくて，cracklesやwheezesを使うようにします。

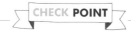

☑ 小児の聴診は，crackles と wheezes が区別できれば十分である。

Q18 の答え **e）cracklesは気管支炎または肺炎の所見である**

「wheezing」は呼気性喘鳴または下気道性喘鳴と訳される。喘鳴とは聴診器を用いずに聴取できる大きな呼吸性雑音のことである[3]。したがって，wheezingは聴診所見ではない。

「rhonchi」とは200Hz未満の連続性ラ音のことであるが，音の高低にこだわらずに「wheezes」と表記しても間違いではない。crackles も wheezes も，小児では呼気や吸気にかかわらず聞こえてよい。呼気なのか吸気なのかにこだわらずに，断続性なのか連続性なのかにこだわってほしい。

「crackles」は気管支炎または肺炎の所見である。すなわち，断続的な雑音が聞こえるときは胸部X線検査をする。

ここだけは外してほしくない

現場での落としどころ ➡ **大切なのはcracklesとwheezes**

外科医の象徴がメスだとしたら，プライマリケアの象徴は何でしょうか。小児科は聴診器だと思います（2つあげていいなら，次は耳鏡でしょう）。

小児の聴診は，成人よりもずっと簡単です。小児では慢性閉塞性肺疾患（COPD）はなく，間質性肺炎やびまん性汎細気管支炎，気管支拡張症，肺水腫などもまれです。**基本的に，「気管支炎や肺炎」と「気管支喘息発作や喘息性気管支炎」を見分けられれば十分です。**前者であれば胸部X線を，後者であればβ_2刺激薬吸入を，と対応もシンプルです。聴診に慣れると，小児医療がずいぶん簡単に思えるはずです。

詳しくは『**小児科ファーストタッチ**』をCHECK！

◆ 聴診所見について ➡ pix～x
◆ 気管支炎・肺炎 ➡ p129～136

引用文献

1) William J Barson : Community-acquired pneumonia in children: Clinical features and diagnosis. UpToDate, 2019 (Last updated Sep 25)
2) 倉原　優：ポケット呼吸器診療2020．シーニュ，pp2-3，2020
3) 高瀬真人：幼児の胸部聴診；深呼吸のさせ方，泣く子の聴診，聴診音の記載の仕方．小児内科，49：1277-1280，2017

迅速検査が必要な所見

症例：**生後11カ月**　　主訴：**発熱, 咳嗽, 鼻汁**

　11月7日 発熱, 咳嗽, 鼻汁が出現した。

　　　 8日 近医を受診した。風邪だろうから様子をみるよう指示を受けた。

　　　 9日 熱が続くため, 当院を受診した。

予診票：体温38.8℃（腋窩温）, 心拍数150回／分（覚醒時）, 呼吸数35回／分, 脱水所見なし, 喘鳴なし。保育園には通っていない。3歳の兄に咳嗽, 鼻汁の症状がある。

☑ **このケースに, RSウイルス迅速検査をしていいだろうか？**

☑ **アデノウイルス迅速検査の必要性を判断するためには, どのような所見に注意すべきか？**

岡本　「浮き輪」「プチプチ」「僕」の共通点はなんでしょう。

荻野　浮いているもの……？　いや, プチプチは違いますね。あ, わかりました。岡本先生は空気読めないので, 共通点は「空気」です。

岡本　正解は正解なんだけど, 別解というか。僕はいつもそばにいて存在を意識させないけど, 実はすごく大事っていう意味での「空気」なんだけど。

荻野　なるほど。岡本先生はいつもウロウロしてるのでそばにいる感はありますけど, 空気読めてないので存在は意識しますよ。悪く言えば, 気になります。

あだち　……お話し中すみません, チェックいいですか？　この症例, 風邪だと思うんですが。

岡本　あだち先生, いいところに。風邪とは「空気」が運ぶ邪気とされ, 竹取物語にすら「辛うじて起き上り給へるを見れば, 風いとおもき人にて」と記述されている。感染症という概念がなかった時代にもかかわらず, だ。風邪は "common cold" とよばれるほどにありふれていて, その存在自体もまるで空気のようだ。いつもそばにいるから, その存在を意識させないけど, 実は, すごく, 大事だ。

あだち　岡本先生, ちょっと変ですけど何かあったんですか？

荻野 いつもどおりじゃない？

岡本 ともあれ，風邪かどうかしっかり考えるのはすばらしい心がけだ。良い機会だから，風邪診療のポイントについて勉強しよう。

Q19

次のうち，妥当な迅速検査はどれ？

a）5歳，発熱，咽頭痛，軟口蓋に出血斑があり，咳をしている児に溶連菌検査

b）3歳，発熱なく，保育園で溶連菌が流行している児に溶連菌検査

c）4歳，発熱48時間でのインフルエンザ迅速検査は陰性だった児に翌日の再検査

d）1歳，咳と鼻汁が4日続く生来健康な児にRSウイルス検査

e）2歳，発熱，口蓋垂に発赤あり，聴診所見が正常の児にヒトメタニューモウイルス検査

⇒ 答えはp55

口の中を診よ

あだち 発熱は3日以内ですし，重症度項目にも当てはまりません。上気道症状は明白だと思いますが，仮に熱源不明と捉えても尿検査の基準には当てはまりません。こういう場合は風邪だと考えていいんですよね？

岡本 いいね。あだち先生，1週間ですごく成長しているじゃない。まるで小児科医みたいだよ。

荻野 褒めすぎです。では，あだち先生。迅速検査はどうしますか？　答えてください，迅速に。3，2，1……。

あだち 溶連菌，アデノ，インフル，RS，ヒトメタ！

荻野 ご覧ください，これがあだち先生です。

岡本 いや，それはさすがに荻野先生が意地悪だ。

荻野 だって，ショットガン作戦ですよ？［注1］　それに，溶連菌はウイルス性上気道炎じゃないですし。

岡本 確かに風邪はウイルス性上気道炎を意味するけど，**溶連菌の鑑別は風邪診療で大切だから，併せて考えたほうがいい**。どうして嫌がる子どもの口の中を小児科医が無理やり診るか，あだち先生は考えたことが

ある？

あだち　ええと，もしかしてそこに風邪診療のポイントが……？

岡本　そのとおり。手足口病やヘルペス性歯肉口内炎のような所見を見つける意味もあるけど，基本的に小児科医は**どんな迅速検査が必要となるかを考えながら口の中を診ている**。口蓋垂の発赤や軟口蓋の点状出血，扁桃白苔は溶連菌やアデノウイルスの迅速検査の決定に重要だ。

悩ましいグレーゾーン

岡本　**迅速検査のポイントは，風邪診療のポイントでもある**。あだち先生が言ってくれた溶連菌，アデノウイルス，インフルエンザ，RSウイルス，ヒトメタニューモウイルスの迅速検査のポイントをまとめてみたよ[表1]。

荻野　んー……。

岡本　荻野先生，何か言いたげだね。

荻野　はい。ですが，あだち先生のリアクションを待ちます。

あだち　「検査すべき」を見ると，本症例はどれにも当てはまらないです。「検査すべきではない」を見ると，肺炎ではないので，ヒトメタニューモウイルスだけは検査しません。でも，溶連菌とアデノウイルスとインフルエンザとRSについては，結局どうすればいいんでしょうか？

表1　迅速検査が必要な所見

原因微生物	検査すべき	検査すべきではない
溶連菌	■ 2歳以上で発熱と軟口蓋・扁桃所見（口蓋垂発赤や扁桃白苔，軟口蓋の点状出血）がある ■ 発熱と周囲の流行がある ■ 発熱があり，CRP 4mg/dL以上	■ 発熱がない
アデノウイルス	■ 発熱と扁桃白苔がある ■ 発熱と周囲の流行がある ■ 発熱があり，CRP 4mg/dL以上	■ 発熱がない
インフルエンザ	■ 発熱と咳嗽，周囲の流行がある	■ 発熱がない
RSウイルス	■ 生後3カ月未満で鼻汁が多い ■ 生後6カ月未満でwheezesまたはcracklesを聴取 ■ 1歳未満で発熱と周囲の流行があり，wheezesまたはcracklesを聴取	■ 1歳以上
ヒトメタニューモウイルス	■ 6歳未満で発熱と周囲の流行があり，cracklesを聴取または胸部X線で肺炎像がある	■ 発熱がない ■ 6歳以上 ■ 肺炎を疑わない

Day
7

迅速検査が必要な所見

岡本 なるほど。グレーゾーンをどうするか，だね。経験とインスピレーションで決めるっていうのは？[注2]

あだち それだと，僕はグレーゾーン全例を検査してしまいます。

岡本 いいじゃない，それで。

荻野 岡本先生らしくありません。尤度比とか検査前確率とか，小難しいことを私には言うじゃないですか。

岡本 それは先生が，将来小児科専門医になるからだよ。溶連菌感染症において，軟口蓋の点状出血は陽性尤度比2.69でとても大切な所見だ[1]。でも，所見を正確に把握し，検査前確率を求めることはなかなか難しい。

あだち あの，僕は小児科医にならないかもしれませんが，それでも子どもを診られるようになりたいんです。もう少しグレーゾーンをどうすべきか判断できるポイントを教えてもらえませんか？

岡本 わかった。荻野先生，僕が言った小難しいことを説明できる？

荻野 はい。こんな感じでしょうか[表2]。

岡本 さすが荻野先生。とはいっても，これで白黒はっきりできるわけじゃなくて，僕でもグレーゾーンの判断は迷うよ。だからこそ「**検査すべき**」ときと「**検査すべきではない**」ときとは明確にしておきたいね。

表2 迅速検査のグレーゾーンに対する考え方

原因微生物	迅速検査のエビデンス
溶連菌	■ 3歳以上で，発熱と咽頭痛があり，①扁桃腫大，②嘔吐，③頸部リンパ節腫脹のうち1つの所見があれば，検査前確率は50%以上[2]。 ■ 3歳未満では特徴的な所見がなく，微熱であることも多いため[2]，周囲の流行が重要となる。 ■ 健康な小児の12〜20%が溶連菌を保菌している[3]。発熱がない児の溶連菌陽性は保菌であり，治療しなくてよい。
アデノウイルス	■ UpToDateでは，重症例または集団発生例では検査の意義があるとされる[4]。
インフルエンザ	■ UpToDateでは，流行期の発熱で，2歳未満や基礎疾患がある場合に検査する[5]。 ■ 発症から12時間までの検査感度は35%，12〜24時間までの検査感度は66%，24〜48時間の検査感度は92%である[6]。
RSウイルス	■ NICEガイドラインでは，生後6週までは無呼吸発作のリスクがあり，生後6カ月までは細気管支炎のリスクが高いとされる[7]。 ■ UpToDateでは，生来健康な乳幼児への検査は不要だが，入院中や免疫異常があるケースでは検査を必要としている[8]。 ■ わが国での検査の保険適用は1歳未満か，パリビズマブ注射中か，入院中。
ヒトメタニューモウイルス	■ わが国での検査の保険適用は，聴診または胸部X線検査で肺炎所見があるとき。

荻野 3歳未満では溶連菌検査は不要という考え方も聞きますし [2]，理解もできますが，2歳の溶連菌感染症はそこそこ見つけますので，**2歳以上でも溶連菌の検査をしてもいいと思います**。RSウイルスについても，生後3カ月未満は無呼吸発作，生後6カ月未満は細気管支炎のリスクがありますから，たとえ発熱がなくても積極的に検査していいかなと。

岡本 いろいろ言ってしまったけど，風邪に関しては座学中心より行動中心で学んでほしいよ。敗血症や心肺停止での失敗は許されないけど，風邪診療で大失敗するということはないからね。発熱してない子どもに溶連菌検査をしようとする研修医に対して僕は注意するけど，それ以外で「検査するな！」とは言わない。ただし，**検査したならその結果から必ず学ぶこと**。「あの所見が軟口蓋の出血斑だったのかな」とかね。行動から知識を得てほしいね。

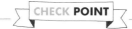

CHECK **POINT**

- ☑ 生後11カ月で，周囲の流行がなく，wheezes も crackles もないケースでのRSウイルス迅速検査はグレーゾーンである。
- ☑ アデノウイルス迅速検査を考えるには，周囲の流行と扁桃白苔の確認が必要である。
- ☑ 風邪診療では迅速検査の必要性を一つずつ考える。
- ☑ グレーゾーンの範囲が広いからこそ，「検査すべき」ときと「検査すべきではない」ときとを明確にしておく。
- ☑ 風邪診療は実践重視。検査したときは結果から学ぶ。

Q19 の答え

a）5歳，発熱，咽頭痛，軟口蓋に出血斑があり，咳をしている児に溶連菌検査

　軟口蓋の出血斑は陽性尤度比2.69で溶連菌感染症を強く疑わせる [1]。小児ではCentor criteria は有用ではなく，咳が出ていても溶連菌は除外できない。発熱がない児に対する溶連菌検査は，保菌を見つけるだけであり無意味である。インフルエンザ迅速検査は発症48時間後の検査感度は92％を最大としてそれ以降は低下するので，再検査は不要である [3]。RSウイルス迅速検査は1歳未満か，入院中か，パリビズマブ注射中にのみ保険適用される。ヒトメタニューモウイルス迅速検査は，6歳未満で肺炎が疑われるケースにのみ保険適用される。

ここだけは外してほしくない

現場での落としどころ ➡ **グレーゾーンは現場の判断でOK**

　プライマリケアの現場で，迅速検査は診療の大きな補助になると思います。本項では「検査すべき」ときと，「検査すべきではない」ときを提案しましたが，どちらにも当てはまらないグレーゾーンは多々あります。診療スタンス，スタイル，地域から求められている役割などで，グレーゾーンをどうするかは変わることでしょう。

　溶連菌には抗菌薬が有効で，インフルエンザもその必要性は議論の余地があるとはいえ抗インフルエンザ薬があります。生後6カ月未満のRSウイルス感染症は，小児科への紹介が考慮されるでしょう。一方，アデノウイルスやヒトメタニューモウイルスは特異的な治療がなく，診断がついても管理は特に変わりません。それでも，経過をある程度予想できるという安心感は保護者の利益になりますし，地域の流行状況を知ることで，その地域の他の患者さんの診断の手助けにもなります。プライマリケアの現場で地域の流行状況をキャッチしてくれているおかげで，その後方に位置する二次・三次医療機関の診療がスムーズになっています。

詳しくは『小児科ファーストタッチ』をCHECK！

◆ 上気道炎 ➡ p122〜128　　　　◆ インフルエンザ ➡ p156〜161
◆ 気管支炎・肺炎 ➡ p129〜136　　◆ RSウイルス感染症 ➡ p162〜166
◆ 溶連菌感染症 ➡ p148〜151　　　◆ ヒトメタニューモウイルス感染症 ➡ p167〜170
◆ アデノウイルス感染症 ➡ p152〜155

引用文献

1) Shaikh N, et al：Accuracy and precision of the signs and symptoms of streptococcal pharyngitis in children: a systematic review. J Pediatr, 160：487-493.e3, 2012 [PMID：22048053]
2) 伊藤健太：小児感染症のトリセツREMAKE（笠井正志・監）．金原出版，pp169-174，2019
3) Keitel K, et al：Performance characteristics of a rapid immunochromatographic assay for detection of pandemic influenza A（H1N1）virus in children. Eur J Pediatr, 170：511-517, 2011 [PMID：20938682]

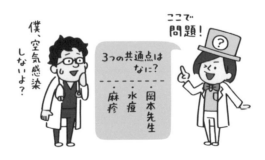

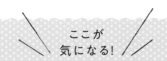

ここが
気になる！

子ども診療のギモン

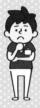

内科ではCentor criteriaという
溶連菌性咽頭炎スコアがありま
すが，小児科でも使えますか？

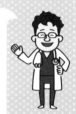

　3〜14歳で発熱と咽頭痛がある小児を
対象とし，①発熱38.3℃，②滲出性扁桃
炎（扁桃白苔），③前頸部リンパ節の柔ら
かい腫脹，④咳がない，の各項目を1点と
すると，溶連菌性咽頭炎である確率は4点
で68%，3点で50%，2点で34%，1点で
23%，0点で17%でありという報告があ
る[1]。Centor criteriaは小児でも一定の価
値をもつ。しかし，「0点でも17%」となる
とCentor criteriaで溶連菌感染症を除外
することはできない。さらには，5歳未満
を対象とした研究ではCentor criteriaと
溶連菌感染症である確率は逆相関すると
いう衝撃的な報告もある[2]。これはEBウ
イルス感染症でもCentor criteriaが高値
となるためだろう。そもそも幼児は咽頭痛
を訴えられないこともあるから，Centor
criteriaを使うのは難しいね。

引用文献

1) Fine AM, et al : Large-scale validation of the Centor and McIsaac scores to predict group
A streptococcal pharyngitis. Arch Intern Med, 172 : 847-852, 2012 [PMID : 22566485]

2) Roggen I, et al : Centor criteria in children in a paediatric emergency department: for
what it is worth. BMJ Open, 3 : e002712, 2013 [PMID : 23613571]

咽頭で診るべき場所

症例：**生後7カ月**　　主訴：**発熱**

11月9日 発熱が出現した。
　　10日 発熱が続くため当院を受診した。

予診票：体温38.1℃ (腋窩温)，心拍数140回/分 (覚醒時)，呼吸数35回/分，SpO_2 98%，見た目はぐったりしていない，呼吸音は清，陥没呼吸なし，CRT 1秒。尿路感染症の既往はない。

☑ **口の中を覗くとき，何を意識してどこを診るのか?**

荻野　あだち先生が喉を診た子どもたち，みんな泣いてたよ?　どうして子どもを泣かせて平気でいられるの?　先生は子どもが嫌いなの?

あだち　すみません。

荻野　許しません。私が断罪します。

あだち　でも僕の愛読書「LUCKY」には，「小児診療の基本は喉!　予防接種のときでも健診のときでも喉を診ろ」って。

荻野　そんな本，燃やしてしまえ!

岡本　はい，そこまで。荻野先生は熱くなりすぎ。屋上から丹波の山々でも見て心を落ち着けてきなさい。紅葉がきれいだから。

荻野　……わかりました。この罪人の更生は岡本先生に託します。無理なときは，病院の裏にアシナガバチ [注1] の巣がありますので。

Q20
咽頭所見 (口の中の所見) として正しいのはどれ?

- **a)** 5歳未満でもCentor criteriaは有用である
- **b)** 生後6〜9カ月になるまで扁桃は見えない
- **c)** 両側の扁桃腫大は扁桃周囲膿瘍を疑う
- **d)** 扁桃白苔はアデノウイルス感染症の所見として感度が高い
- **e)** 扁桃白苔はアデノウイルス感染症の所見として特異度が高い

➡ 答えはp61

大事なのは喉ではなく"口の中"

あだち 喉をしっかり診なきゃと思うのですが，なかなかうまくいかないんです。

岡本 先生はどうして子どもの喉を診るの？

あだち え？

岡本 胸を聴き，喉を診る。それは診察の基本だけど，基本になりすぎて手段が目的化してない？

あだち そんなことはないです。僕は熱源を見つけたいだけです。

岡本 喉が赤かったら，肺炎は除外される？　尿路感染は除外される？

あだち 除外はできませんが，相対的に可能性は減ると思っています。

岡本 僕は，その相対的な可能性低下についても疑問だね。「喉が赤い」という理由で尿路感染や肺炎を否定すると，近いうちに先生は重症な細菌感染症を見逃すよ。これは僕の持論だけど，**喉が赤くても，赤くなくても，合併症の可能性は変わらない。**

あだち だったら，先生はなぜ喉を診るんですか？

岡本 僕は喉を診るというか，**口の中を診ている**んだよ。喉頭はそもそも見えないし，極論すれば咽頭だって見なくていいと僕は思ってる。まあ「口の中の所見」だとカッコ悪いから，「咽頭所見」という言葉は使うけどね。

あだち それはつまり，軟口蓋や扁桃が大切ってことですか？

岡本 頬粘膜や歯肉も大切だね[注2]。口の中を見ていられる時間は一瞬だ。でも観察しなければならない点は多い。だからこそ，全集中の呼吸だ[注3]。一息に口の中のイメージを眼球に焼きつけるんだ。先生が口の中を覗くとき，口の中もまた先生を覗いているのだから。

口の中を診てほしい3つの理由

あだち 怖いんですが，それくらいの覚悟で口の中を診ろって意味ですよね。

岡本 大袈裟じゃなく，覚悟をもってほしい。僕が口の中を診る理由は3つだ。**一つ，脱水所見の評価。二つ，ヘルパンギーナや手足口病，ヘルペス性歯肉口内炎の一発診断。三つ，迅速検査の適応。**まずは舌圧子で頬粘膜に触れて，乾燥の有無を感じる。脱水の評価は，いままでに何度も登場した「重症度項目」の一つだから，超重要だよね。口をぎゅっと

閉じている子どもでも，頬粘膜を診るのは簡単だ。これは苦しくないから，子どもは次第に緊張が解ける。次に「大きく口を開けてー」と言う。開けてくれたら，舌圧子を使わずにライトだけ当てて軟口蓋から口蓋垂までを診る。そしてすばやく舌を舌圧子で軽く押さえて，0.5秒で扁桃と可能なら咽頭後壁を確認する。最後におおいに褒める[注4]。ここまでを流れるようにやるんだ。

嫌がる子どもの口の診かた

あだち　まさに水の呼吸ですね。でも，どうしても口を開けてくれないときだってありますよね？　なんとか歯の隙間から舌圧子を滑り込ませてみてはいるんですが。

岡本　うん。舌圧子をがっちり噛まれて身動き取れないあだち先生をつい最近目撃したよ。子どもが非協力的でどうしても口の中が見えないときは，咽頭反射を恐れずに舌圧子で舌の奥1/3に触れることで咽頭反射を誘発させ，その隙に軟口蓋や扁桃，口蓋垂を診るテクニックもある[1]。

あだち　それこそ覚悟が必要ですね。

岡本　あと，先生が夢中になって舌圧子をつっこんでいた子ども，まだ生後7カ月でしょ。**生後6〜9カ月になるまで扁桃は見えないんだから**[2]，**あまり躍起にならないほうがいいね。**

あだち　そうだったんですか。道理で荻野先生が怒るわけだ。

岡本　**軟口蓋の点状出血や口蓋垂発赤があれば溶連菌の迅速検査を，扁桃白苔があれば溶連菌とアデノウイルスの迅速検査をする**[➡ **Day 7** p53]。その判断をするために嫌がる子どもを押さえつけて口の中を診るんだ。小児科では，口の中を診るだけでも侵襲的だ。何のために診るのか，目的をしっかり意識して診よう。

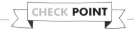

CHECK POINT

- [x] 口の中を診る理由は次の3点である。
  - ❶ 脱水所見の評価。
  - ❷ ヘルパンギーナや手足口病，ヘルペス性歯肉口内炎の一発診断。
  - ❸ 迅速検査の適応。
- [x] 診るべき場所は，頬粘膜，歯肉，軟口蓋，扁桃，口蓋垂。診る理由を意識して，覚悟して，集中して。
- [x] まずは頬粘膜に舌圧子で触れ，脱水チェック。
- [x] 軟口蓋は舌圧子なしでも確認できる。
- [x] 扁桃と口蓋垂は一瞬で診る。そして溶連菌とアデノウイルスの迅速検査について考える。

Day 8 咽頭で診るべき場所

Q20 の答え **b）生後6〜9カ月になるまで扁桃は見えない**

　5歳未満ではCentor criteriaと溶連菌感染症は逆相関するため，有用ではない[➡ **Day 7** p57]。扁桃は3歳から大きくなり始め，6歳で最大になる[3]。そして生後6〜9カ月までは扁桃は見えない[2]。扁桃周囲膿瘍は片側の扁桃腫大が特徴である[2]。

　小児溶連菌性咽頭炎23人中，扁桃白苔は34.8%でのみ認められ[4]，小児アデノウイルス感染症299人中，扁桃白苔は103人（34%）でのみ認められた[5]。つまり，扁桃白苔の感度は低く，扁桃白苔がなくても溶連菌性咽頭炎，アデノウイルス咽頭扁桃炎，伝染性単核球症を否定できない。逆に，扁桃白苔はおおよそ30%が溶連菌性咽頭炎，30%がアデノウイルス咽頭扁桃炎，30%が伝染性単核球症，残りの10%がその他の感染症と考えられる[6)-8]。扁桃白苔はそれぞれの疾患で考えると特異性の低い所見である[3]。

ここだけは外してほしくない

現場での落としどころ ➡ **見えるものを確実に診る**

　経験豊富なプライマリケアの先生にとって，口の中の所見を得ることは簡単でしょう。それは小児であっても変わりません。違うのは，「口を開けて」と言っても，児が素直に開けてくれないことがあるという点です。小児の咽頭所見は，見えないことをある程度許容してもいいと思います。咽頭後壁のリンパ濾胞や後鼻漏は見えればもちろんいいですが，毎回確認できるものではありません。偶然見えたらラッキーです。頬粘膜，歯肉，軟口蓋，扁桃，口蓋垂，これだけしっかり確認できれば十分です。

詳しくは『小児科ファーストタッチ』をCHECK！

◆ 症状による熱源推定 ➡ p2〜3

引用文献 ....

1) 笠井正志, 他・編：HAPPY！ こどものみかた 第2版. 日本医事新報社, p269, 2016

2) Jan E Drutz, et al : The pediatric physical examination: HEENT. UpToDate, 2019（Last updated Jul 08）

3) 笠井正志, 他・編：HAPPY！ こどものみかた 第2版. 日本医事新報社, p271, 2016

4) 児玉和彦, 他：プライマリ・ケア外来における小児溶連菌咽頭炎の陽性咽頭所見. 外来小児科, 20：79-84, 2017

5) 前山昌隆, 他：小児アデノウイルス感染症299例の臨床的検討. 小児科臨床, 64：2017-2020, 2011

6) Hsieh TH, et al : Are empiric antibiotics for acute exudative tonsillitis needed in children? J Microbiol Immunol Infect, 44 : 328-332, 2011 [PMID：21524968]

7) Putto A, et al : C-reactive protein in the differentiation of adenoviral, Epstein-Barr viral and streptococcal tonsillitis in children. Eur J Pediatr, 145 : 204-206, 1986 [PMID：3021463]

8) Kunnamo A, et al : Tonsillitis in children: unnecessary laboratory studies and antibiotic use. World J Pediatr, 12 : 114-117, 2016 [PMID：26547213]

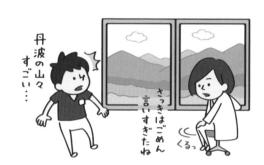

Day 9

中耳炎が疑われる鼓膜所見

症例：1歳6カ月　　主訴：発熱，鼻汁

11月10日 発熱，鼻汁が出現した。
　　　11日 発熱が続くため近医を受診したが，耳垢で鼓膜評価ができなかったため，当院に紹介された。

予診票：体温37.9℃（腋窩温），心拍数143回/分（覚醒時），呼吸数30回/分，SpO_2 99%，見た目はぐったりしていない，呼吸音は清，陥没呼吸なし，CRT 1秒。尿路感染症や中耳炎の既往はない。

☑ **鼓膜が見えないとき，小児科や耳鼻科に必ずコンサルトすべきか？**

岡本　ついに来てしまったね。外耳道の深淵を知るときが。

あだち　それってただの鼓膜じゃないですか。

岡本　ツチ骨だとかキヌタ骨だとか，そんなチャチなもんじゃあ断じてねえ，もっと恐ろしいものの片鱗を味わうことになるよ。

あだち　鼓膜，貫いてません？

Q21

次のうち，急性中耳炎の特徴では**ない**ものはどれ？

- **a）** 33〜66%で発熱を伴う
- **b）** 2歳以上の93%で耳痛を伴う
- **c）** 発熱，耳を掻きむしる行動，睡眠障害があれば，急性中耳炎と診断できる
- **d）** 生後6カ月〜2歳未満が好発年齢である
- **e）** 耳漏があっても急性中耳炎とは診断できない

⇒ 答えはp66

鼓膜を診なくても中耳炎と診断できる？

岡本　実はね，どこまで鼓膜所見にストイックであるべきか，僕も悩んでいるんだ。

荻野　「小児科医の象徴は聴診器，次に耳鏡」って先生の口癖ですよね？　意

識障害ですか？　低血糖ですか？　お腹減ったんですか？　チョコレート食べますか？［注1］

岡本　いや，意識は清明だよ。チョコは食べるけど。尿検査のハードルは高いって以前言ったけど［➡ **Day 3** p18］，鼓膜評価も研修医にはハードルが高いんだよね。

荻野　鼓膜なんて，発赤と膨隆と腫脹を評価するだけ［表1］でしょう。

岡本　まあ，そうなんだよ。そうなんだけど，やっぱり慣れてないと。

荻野　「慣れろ！」でいいじゃないですか。ね，あだち先生？

あだち　頑張って慣れます！

岡本　でも，気合と根性で鼓膜が診れるようになるわけじゃないでしょ［注2］。

荻野　だからって，鼓膜評価を諦めるんですか？　**鼓膜を診ずに中耳炎の診断は無理ですよ。**問診だけで中耳炎かどうかなんてわからないじゃないですか。

岡本　ただね，急性中耳炎の33〜66％に発熱があったり[1]，2歳以上の中耳炎では93％に耳痛があったり[2]，問診には一定の価値があるんだよ。生後6カ月〜2歳未満が好発年齢で，2歳までに42％，4歳までに60％が一度は中耳炎になるから[3]，年齢も中耳炎の診断に役立つだろう。

表1　急性中耳炎の重症度スコア

所見		スコア
年齢	生後24カ月未満	3点
耳痛	痛みあり	1点
	持続性の高度疼痛	2点
発熱	37.5〜38.5℃未満	1点
	38.5℃以上	2点
啼泣・不機嫌	あり	1点
鼓膜発赤	鼓膜一部	2点
	鼓膜全体	4点
鼓膜膨隆	部分的な膨隆	4点
	鼓膜全体の膨隆	8点
耳漏	鼓膜観察可	4点
	鼓膜観察不可	8点

5点以下：軽症　6〜11点：中等症　12点以上：重症

〔日本耳科学会，他・編：小児急性中耳炎診療ガイドライン
2018年版．金原出版，pp37-43, 2018を参考に作成〕

……でも確かに荻野先生の言うとおり，問診だけでは中耳炎の診断には至らない。特に乳幼児ではね。3歳未満の中耳炎で代表的な症状は，発熱，耳を掻きむしる行動，睡眠障害だけど，これらはいずれも急性中耳炎の予測因子とはならなかった[4]。症状の持続時間や重症度も中耳炎の予測にはつながらず[4]，中耳炎を問診で診断することは不可能だ。

荻野 わかってればいいんです。では，あだち先生は耳鏡に慣れろという結論で。

岡本 待って。**耳漏だけで評価するのはどうかな**。

荻野 諦めないですね。

岡本 諦めたらそこで試合終了だからね［注3］。鼓膜の発赤や腫脹は耳鏡が必須だけど，耳漏だったら……ああ，でも耳漏は外耳炎のことも多いし[5]，外耳炎だったら抗菌薬の外用が基本治療になるし[6]，やっぱり耳鏡で鼓膜を覗いたほうがいいか。

荻野 自己解決ですか？　気は済みましたか？

岡本 うん。なんか，試合終了した。

Q22
次のうち，抗菌薬の適応では**ない**のはどれ？（2つ選べ）

a）発熱がなく，鼓膜発赤のみ（鼓膜の膨隆や耳漏がない）

b）発熱がなく，鼓膜が見えないほどの耳漏がある

c）生後24カ月未満で，発熱と鼓膜発赤のみ（鼓膜の膨隆や耳漏がない）

d）生後24カ月未満で，発熱に加え，鼓膜の膨隆または耳漏がある

e）生後24カ月以上で，発熱と鼓膜の一部に発赤のみ（鼓膜の膨隆や耳漏がない）

⇒ 答えはp67

中耳炎に抗菌薬は必要か

荻野 ウイルス性上気道炎みたいに，中耳炎に特別な治療がなければ診断もアバウトでよかったんでしょうけど。

あだち 中耳炎に抗菌薬は有効ですか？

岡本 「鼓膜はよく見えないけど，中耳炎を否定できないので抗菌薬」という甘い考えでは，抗菌薬は無効だよ。実際，2000年代の論文では中耳炎に対して抗菌薬は無効とする結果ばかりだ。これは，中耳炎の診断が厳格ではなかったためだろうね。でも，**正確な鼓膜所見があれば，抗菌薬は有効だよ。特に2歳未満ではね。**2歳未満で片側性かつ重症ではない急性中耳炎患児に抗菌薬またはプラセボを投与すると，その治療失敗率は14% vs. 40%だった[7]。

荻野 **2歳未満の急性中耳炎は治療効果が高いので，積極的に見つけ出さないといけませんね。**

岡本 そうだね。日本のガイドラインでも，2歳未満は発熱と鼓膜発赤があるだけでも中等症で[8]，抗菌薬の適応がある。

あだち 逆に言えば，2歳以上の急性中耳炎は鼓膜発赤だけなら抗菌薬は不要ということですか？

岡本 さらに逆に言えば，**2歳以上の急性中耳炎は見逃してもリスクが低いと解釈できるね**［注4］。さっきの「2歳以上の中耳炎では93%に耳痛があった」という報告と併せると，2歳以上の中耳炎は耳痛で判断しやすく，仮に見逃しても2歳未満と比べれば問題が少ない。

荻野 このあたりが妥協点なんじゃないですか？　岡本先生が小児診療のハードルを下げたいのはわかりますけど，**2歳未満の風邪診療に鼓膜の評価は必須ですよ。**では，あだち先生，今回の患者さんはどうしますか？

あだち 1歳6カ月で，耳垢で鼓膜が観察できないんだから……耳鼻科に耳垢除去の依頼を出しますね！

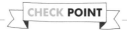
CHECK POINT

☑ 2歳未満の風邪診療では，鼓膜の評価は必須。見えないなら小児科か耳鼻科にコンサルトする。

☑ 2歳以上の風邪診療では，耳痛があるときに鼓膜を診る。

Q21
の答え
c）発熱，耳を掻きむしる行動，睡眠障害があれば，急性中耳炎と診断できる

　3歳未満の中耳炎の代表的な症状として，発熱，耳を掻きむしる行動，睡眠障害があげられるが，これらはいずれも急性中耳炎の予測因子とはならなかった[4]。
　中耳炎としての耳漏は，外耳道に所見がないことが必須である。もし外耳道の腫脹があれば，外耳炎である。

Q22 の答え　**a）発熱がなく，鼓膜発赤のみ（鼓膜の膨隆や耳漏がない）**

e）生後24カ月以上で，発熱と鼓膜の一部に発赤のみ（鼓膜の膨隆や耳漏がない）

a）〜e）は中耳炎の代表的な所見である。このうちa）とe）は軽症であり，抗菌薬の適応とならない。3日間経過観察し，改善しない場合に抗菌薬を処方する。

Day
9

中耳炎が疑われる鼓膜所見

ここだけは外してほしくない

現場での落としどころ ➡ **2歳未満はしっかり鼓膜を診る**

　子どもの60％が4歳までに一度は中耳炎になるわけですから，プライマリケアの現場で中耳炎は無縁ではないでしょう。ですが，子どもの鼓膜を正確に評価するのは小児科専門医でも難しいです。残念なことに，泣いている子どもの鼓膜を「発赤」と評価し，風邪に抗菌薬を処方する免罪符のように中耳炎診療を行っている若手小児科医も見受けられます。

　鼓膜を正しく評価するためには，とにかく耳鏡で鼓膜を覗いて慣れることです。耳鏡，耳鏡と言いすぎて小児診療のハードルが上がるのは本意ではないので，2歳以上については必要度を緩めました。その一方で，2歳未満では中耳炎の有病率は高く，そして抗菌薬の効果が高く，さらに耳痛症状からのアプローチができないので，正確な鼓膜所見が必要です。自信がないときは，小児科医や耳鼻科医にご紹介くだされば良いフィードバックが得られます。これを繰り返すうちに耳鏡に慣れていくはずです。

詳しくは『小児科ファーストタッチ』をCHECK！

◆ 中耳炎 ➡ p209〜212

引用文献

1) Ellen R Wald : Acute otitis media in children: Clinical manifestations and diagnosis. UpToDate, 2020 (Last updated Aug 05)
2) Hayden GF, et al : Characteristics of earache among children with acute otitis media. Am J Dis Child, 139 : 721-723, 1985 [PMID : 4014096]
3) Stephen Pelton, et al : Acute otitis media in children: Epidemiology, microbiology, and complications. UpToDate, 2020 (Last updated Mar 16)
4) Laine MK, et al : Symptoms or symptom-based scores cannot predict acute otitis media at otitis-prone age. Pediatrics, 125 : e1154-1161, 2010 [PMID : 20368317]
5) Christopher G Strother, et al : Evaluation of otorrhea (ear discharge) in children. UpToDate, 2020 (Last updated Jun 04)
6) Laura A Goguen : External otitis: Treatment. UpToDate, 2019 (Last updated Jun 14)
7) Hoberman A, et al : Acute otitis media in children younger than 2 years. JAMA Pediatr, 167 : 1171-1172, 2013 [PMID : 23999574]
8) 日本耳科学会，他・編：小児急性中耳炎診療ガイドライン2018年版．金原出版，pp37-43, 2018

発熱へのファーストタッチ

症例：1歳2カ月 　主訴：発熱，咳嗽，食欲不振

11月10日 発熱と咳嗽が出現した。

12日 朝から食事や水分を摂取しなくなった。 尿も前日夜が最終だった。 発熱，咳嗽も続いており，当院を受診した。

予診票：体温37.6℃（腋窩温），心拍数110回／分（覚醒時），呼吸数40回／分，SpO_2 95%，見た目はややぐったりしているようにみえる，呼気にcracklesを聴取，陥没呼吸なし，皮膚ツルゴール低下なし，CRT 2秒。 尿路感染症の既往はない。

☑ このケースでは，検査をどう組み立てるか？

あだち 熱の期間は3日以内だけど，重症度はえーと，生後3カ月未満ではないし，脱水の評価をして，そうだその前に呼吸音を聞かないと。そのあと口の中も診て，いや，泣かせる前に呼吸数の確認だ。そして予防接種歴を聞いて，周囲の感染症も聞いて，既往歴……あれ，母子手帳……？

荻野 あだち先生が故障しましたね。

岡本 煙は上がっているが，まだ動いてるよ。故障したとは言い切れない。

荻野 岡本先生は楽観的すぎます。動かない機械より，止まらない機械のほうが危ないんです。早く止めてきてください。

岡本 しょうがないなぁ。あだち先生，大丈夫？　何があったのか教えて？

Q23

小児の発熱診療で研修医に適切な臨床推論法はどれ？

a）頻度の高いcommon diseaseや症例の経過に最も合致する疾患から考える"近道思考"

b）見逃してはいけないcritical diseaseから考える"must rule out 戦略"

c）患者の予後を変えられる検査を優先する"point of care testing スタイル"

d）VINDICATE-Pで病態生理的に鑑別疾患を羅列し，仮説演繹法でその可能性を考える"徹底的検討法"

e）病名を想起する前に，自分ができる検査の適応を一つずつ考えることから始める"逆算スタイル"

➡ 答えはp73

結局，まずは何からチェックすべきなのか

あだち　実際に診察しようとすると，結局何から始めればいいのかわからなくなるんです。内科ではtop to bottomと教えられましたが，小児科では口を先に診て泣かせてはいけませんし。

荻野　top to bottomでだらだらと長いカルテを書く研修医もいますね［注1］。確認しなきゃいけない私の気持ちも考えてよ。

岡本　「なんでも風邪にみえてしまう病」だったあだち先生が風邪と即断せず，あれこれ考えるようになったのは大きな成長だよ。ただ，あだち先生のように「結局何から始めればいいのかわからなくなる」という現象は他の研修医たちもよく言うね。この2週間，たくさんのことをあだち先生に教えたから知識が増えすぎて余計混乱するのかもしれない。

あだち　発熱という症状に対して，先生たちから教わった「チェックポイント」がたくさん出てきてしまうんです。だからこそ，**どこから診察すればいいのか，いやその前に何から聞けばいいのか**混乱してしまいます。

荻野　小児診療はすごくシンプルなのに。

岡本　シンプルであることに気付くためにも，ある程度の経験が必要だよ。例えば，小児の発熱に対して鑑別疾患をあげて，それを問診や診察で除外していこうとすると大変なことになる。

あだち　川崎病，麻疹，風疹，流行性耳下腺炎，リンパ腫，白血病，神経芽細胞腫，若年性特発性関節炎，高安病，リウマチ熱，PFAPA症候群，家族性地中海熱，亜急性壊死性リンパ節炎，クローン病，潰瘍性大腸炎，亜急性甲状腺炎，薬剤熱，熱中症，心因性発熱の鑑別ですよね。僕の愛読書の「LUCKY」によると。

荻野　馬鹿げてます。

岡本　「LUCKY」のLUはLUdiculous（ばかばかしい）らしいよ。

荻野　ハリーポッターの魔法か！［注2］

あだち　僕の本に文句言わないでください。

岡本　まあ馬鹿げてるとまでは言わないけど，これらの可能性について一つずつ言及していったらキリがないね。

できる検査から考えてみる

岡本 ではどうすればいいか。発想を逆転させてみよう。研修医であるあだち先生には何ができる?

あだち 僕にできることはこれくらいです。

発熱児に対して研修医ができる検査
- 胸部X線検査
- 血液検査
- 尿検査
- 迅速検査

あだち 髄液検査や骨髄検査,内視鏡検査,生検などはできません。

岡本 荻野先生,どう思う?

荻野 **これだけできれば生後3カ月以上の発熱外来は十分です。**さらに必要な検査があれば,小児科専門医にコンサルトしてくれればいいですし。

岡本 僕もそう思う。基本的に小児の発熱外来は,あだち先生が言ってくれた4つの検査の組み合わせだ。4つとも検査することもあれば,一つも検査しないこともある。**これらの検査をするかしないか,一つずつ決めていくために問診と診察があると思えば,小児科外来はずいぶん簡単になるよ**[表1]。

あだち なるほど。鑑別疾患からアプローチするんじゃなく,できる検査からのアプローチですか。逆算スタイルですね。

岡本 絶対そうしろ,というわけじゃないよ。ただ診察手順で混乱してしまうときは,「迅速検査の適応は?」「胸部X線の適応は?」と検査側からアプローチすると,どんな情報が足りていないかがわかる。そうすると1人の患者さんにかかる時間がぐっと短くなり,かつ漏れがなくなるよ。

荻野 いままであまり意識していませんでした。確かに重症度項目と聴診音だけで胸部X線と血液検査,尿検査は決まってしまいますね。迅速検査の溶連菌とアデノウイルスだけは,口の中を診なければわかりませんけど。

岡本 いまのは良い気付きだよ。改めて考えると小児診療は実にシンプルだ。どう,あだち先生?

表1　発熱児に検査をする基準

検査		検査をする基準
胸部X線		■ 発熱が4日目以上 ■ 重症度項目を満たす ■ 発熱とcracklesがある ■ CRP 4mg/dL以上で感染フォーカスが不明
血液検査		■ 発熱が4日目以上 ■ 重症度項目を満たす ■ 発熱があり, 胸部X線で肺炎像がある
尿検査		熱源がはっきりしない発熱で, 次のいずれかを満たす ■ 尿路感染症既往あり ■ 生後3カ月未満 ■ 生後3カ月~2歳未満で, 重症度項目を満たす ■ 2歳以上で, CRP 4mg/dL以上
迅速検査	溶連菌	■ 2歳以上で発熱と軟口蓋・扁桃所見(口蓋垂発赤や扁桃白苔, 軟口蓋の点状出血)がある ■ 発熱と周囲の流行がある ■ 発熱があり, CRP 4mg/dL以上
	アデノウイルス	■ 発熱と扁桃白苔がある ■ 発熱と周囲の流行がある ■ 発熱があり, CRP 4mg/dL以上
	インフルエンザ	■ 発熱と咳嗽, 周囲の流行がある
	RSウイルス	■ 生後3カ月未満で鼻汁が多い ■ 生後6カ月未満でwheezesまたはcracklesを聴取 ■ 1歳未満で発熱と周囲の流行があり, wheezesまたはcracklesを聴取
	ヒトメタニューモウイルス	■ 6歳未満で発熱と周囲の流行があり, cracklesを聴取または胸部X線で肺炎像がある

Day
10

発熱へのファーストタッチ

あだち ……もう少しだけ簡単になりませんか?

岡本 これ以上簡単に, か。荻野先生, 前みたいにフローチャートって作れそう?

荻野 いまやってます。んー, こんな感じでどうでしょうか[図1]。

岡本 おお, これは早いしすごいしわかりやすい。

荻野 そう言っていただけると嬉しいですけど, くどくないですか?　ちょっと付け加えてしまった点もありますし, 熱源がはっきりしない発熱児に対する尿検査フローチャート[➡ Day 3 p22] と重なってしまった点もあります。

岡本 いや, 小児科診療に詳しくない研修医の先生も使うんだから, くどいくらいのほうがいいんだよ[注3]。

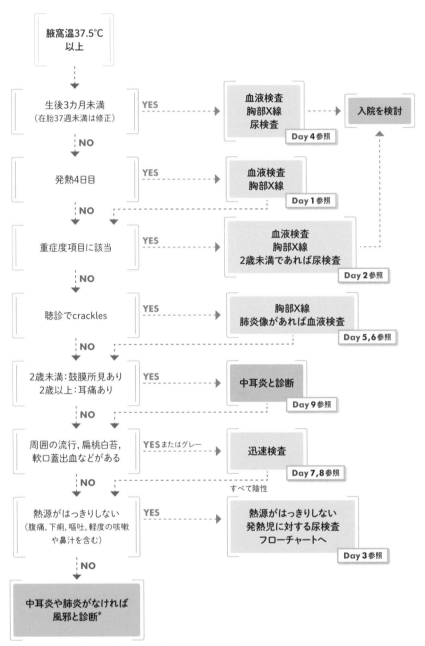

図1　発熱フローチャート

＊ 消化器症状が目立つ場合は，暫定的にウイルス性胃腸炎と診断

あだち これならできる気がしてきました！

岡本 そうそう，最後に一つ注意点ね。検査の適応を一つずつ考える逆算スタイルでは**中耳炎が鑑別から抜けやすい**から，そこは気をつけて。

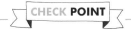

- 今回の症例ですべき検査：1歳2カ月での呼吸数40回／分は重症度項目に該当するため，血液検査をする。cracklesに対して胸部X線検査をする。アデノウイルス検査の適応を考えるために口の中を診る。ヒトメタニューモウイルスは通常11月には流行しないが，6歳未満でcracklesがあるケースでは検査してもよい。溶連菌とインフルエンザの迅速検査もグレーゾーンである。
- 小児の発熱外来は，胸部X線，血液検査，尿検査，迅速検査の組み合わせが基本。
- 検査の基準を考えながら問診や診察をすると，スピーディかつ漏れがない。

Q23 の答え **e）病名を想起する前に，自分ができる検査の適応を一つずつ考えることから始める"逆算スタイル"**

「a) 頻度の高いcommon diseaseや症例の経過に最も合致する疾患から考える"近道思考"」は，小児診療の経験が不足する研修医では偏った判断になりやすく，ともすれば「なんでも風邪にみえてしまう病」となってしまうためお勧めできない。

「b) 見逃してはいけないcritical diseaseから考える"must rule out戦略"」は，経験の浅い医師にこそお勧めしたいスタイルではあるが，小児の発熱のmust rule outには細菌性髄膜炎と尿路感染症と心筋炎が常に含まれる。これらを除外するのは研修医には難しい。経験的に「これは細菌性髄膜炎ではないだろう」と判断するにはやはり経験が必要で，研修医が小児を診療できなくなってしまうためお勧めできない。

「c) 患者の予後を変えられる検査を優先する"point of care testingスタイル"」とは，例えばアデノウイルス迅速検査よりも溶連菌迅速検査のほうが治療可能という点で優先されるという考え方である。部分的に導入すると迅速検査のグレーゾーンで役立つ。ただし，point of care testingスタイルはcurable diseaseを真っ先に除外するという，must rule out戦略の一種である。そのため，前述の理由で研修医による小児診療のハードルが大きく上がってしまう。

「d) VINDICATE-Pで病態生理的に鑑別疾患を羅列し，仮説演繹法でその可能性を考える"徹底的検討法"」は，小児科専門医が二次病院，三次病院で行うべき手法である。つまり，プライマリケアでは不要である。

研修医には，「e) 病名を想起する前に，自分ができる検査の基準を一つずつ考えることから始める"逆算スタイル"」をお勧めしたい。病名を最初に想起してしまうと近道思考となってしまい，鑑別を外したときに致命的となる場合がある。また，具体的な病名が思いつかない状況でも，まったく問題なく行動することができる。病名を想起する前にできる検査の適応を一つずつ考え，それで問題が解決できない場合は小児科専門医に紹介する形が最もシンプルで，かつ漏れがなく対応できる。この「できることからやって

いく」というスタイルは，小児二次救命処置（PALS）の教育に通じる。PALSも病名を考えながら動くのではなく，起きていることに対して何ができるかを考えながら動く。

以上は，文献[1]を参照したうえでの筆者の持論である。もちろん，バイタルサインが安定しない場合や，生後3カ月未満の発熱で髄液検査を考えるケースでは，可及的速やかに高次病院に搬送してほしい。

ここだけは外してほしくない

現場での落としどころ ▶ 検査で小児診療をカンタンに

「子どもは小さな大人ではない」というルソーの有名な言葉があります。「小児診療には通常の内科診療とは異なる特別な臨床推論が必要だ」と思っている方は多いかもしれませんが，私はそうは思っていません。内科学と同じ臨床推論が小児科でも適用可能です。強いていうなら，小児診療が経験不足だと近道思考の精度が下がりやすいという点を注意してください。生後3カ月以上の発熱外来に関しては，胸部X線，血液検査，尿検査，迅速検査の組み合わせでほとんどが対応できます。4つの検査の適応を一つずつ確認することで，診療精度に少しだけでも寄与できれば幸いです。

詳しくは『小児科ファーストタッチ』をCHECK！

◆ 小児二次救命処置（PALS）➡ p385～388
　　米国心臓協会は小児救命処置のためのシミュレーション教育を行っている。PALSでは小児科医よりもプライマリケア医にこそ必要となる知識・技術を習得できる。筆者はPALSインストラクターであるため自戒を込めてあえていうが，もしプライマリケア医にとってPALSが退屈なものであったとすれば，それはPALSインストラクターの責任である。

引用文献
1）笠井正志，他・編：HAPPY！　こどものみかた 第2版. 日本医事新報社, pp6-11, 2016

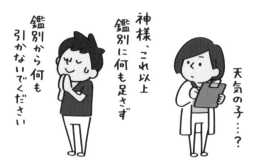

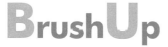

発熱の腕試しテスト

ここまで子どもの発熱の診かたをみてきていかがでしたか? あだち先生のように,
ポイントが多くて頭がこんがらがってきた人もいるのではないでしょうか。
そんな人のために,よくある発熱のケースを5つ用意しました。
腕試しテストでチェックポイントを整理していきましょう。

Case 1

症例:**生後11カ月**　　主訴:**咳嗽,鼻汁,発熱**

11月14日 朝から咳嗽,鼻汁が出現した。 昼から38.5℃の発熱があり受
診した。 生まれて初めての発熱であり,母親は心配している。

予診票:体温38.9℃(腋窩温),心拍数146回/分(覚醒時),呼吸数40回/
分,SpO$_2$ 99%,見た目はぐったりしていない。

Q24 問診で確認すべきことは?

Q25 診察で確認すべきことは?

Q26 上記のいずれも問題なかったとき,再診の目安は?

➡ 答えはウラへ

Q24 の答え

尿路感染症の既往，周囲の流行

軽度の咳嗽や鼻汁は，発熱の主体ではない可能性がある。尿路感染症の既往歴があれば，積極的に尿検査をする [➡ **Day 3** p22]。周囲の流行は適切な迅速検査につながるため [➡ **Day 7** p53]，きょうだいや保育園の状況を確認する。

Q25 の答え

呼吸数，脱水所見，聴診，鼓膜所見

呼吸数と脱水所見は医師が診察で積極的に評価すべき重症度項目である [➡ **Day 2** p13]。多呼吸(生後6〜12カ月未満：50回/分以上，1歳以上：40回/分以上)，皮膚ツルゴール低下，口腔粘膜の乾燥，CRT 3秒以上は重症であるので，血液検査と胸部X線検査をする。

聴診でcracklesがあれば，気管支炎または肺炎が疑われるため，胸部X線検査をする [➡ **Day 6** p48]。

2歳未満の風邪診療では，中耳炎を念頭において鼓膜評価する [➡ **Day 9** p63]。

Q26 の答え

発熱4日目となれば再診。ぐったりしたり，
水分が摂れなかったりするなら，それより早く再診。

普通の風邪なら3日以内に解熱する。発熱4日目は普通の風邪ではないかもしれないので，血液検査と胸部X線検査が必要である [➡ **Day 1** p4]。

ぐったりしたり，水分が摂れずに脱水となったりする場合は，重症な発熱である [➡ **Day 2** p13]。血液検査，胸部X線検査，そして2歳未満では尿検査が必要である [➡ **Day 3** p22]。

Case 2

症例：**7歳**　　主訴：**咳嗽，発熱**

11月8日 咳嗽が出現した。

　　11日 発熱が出現した。

　　13日 前医を受診。 体温38.5℃。 喉は赤くなく，胸の音はきれいだ
　　　　と言われた。 迅速検査で溶連菌（−），インフルエンザ（−）。
　　　　解熱薬を処方された。 翌日も熱が続くようなら，当院を受診す
　　　　るように言われた。

　　14日 発熱が続くため，当院小児科を受診した。

予診票：体温37.9℃（腋窩温），心拍数126回／分（覚醒時），呼吸数26回／分，
SpO_2 97%，見た目はぐったりしていない。 聴診ではwheezesもcracklesも
ない。 水分摂取は良好とのこと。

- -

Q27　問診で確認すべきことは？

Q28　診察で確認すべきことは？

Q29　この時点で必要とされる検査は？

⇒ 答えはウラへ

Q27 の答え

尿路感染症の既往，周囲の流行，耳の痛み

尿路感染症の既往，周囲の流行については，Q24と同じ。2歳以上は，耳の痛みがあれば鼓膜評価が必要である [➡ **Day 9** p63]。

Q28 の答え

扁桃白苔

この症例では，まだアデノウイルスの評価がされていない。扁桃白苔があれば積極的にアデノウイルス迅速検査をする [➡ **Day 7** p53]。もし扁桃白苔がなくても，グレーゾーンであるので検査をしてよい。

Q29 の答え

血液検査，胸部X線

発熱4日目なので，血液検査と胸部X線検査が必要である [➡ **Day 1** p4]。

なお，この症例では白血球5,840/μL，CRP 3.6mg/dL，胸部X線で右下肺野に透過性低下を認めた。マイコプラズマ肺炎としてクラリスロマイシン内服を開始し，2日後に解熱した。後日，マイコプラズマPCR陽性で診断確定となった。

Case 3

症例：日齢9　　主訴：発熱, 嘔吐

11月14日 昼に哺乳した後, すぐ少量嘔吐した。 心配になった母親が体温を測ると38.0℃だった。 その3時間後に再度哺乳し, 嘔吐があったので受診した。

予診票：体温38.1℃（腋窩温）。 薄着にして15分後に再測定したが37.7℃だった。 心拍数154回/分（覚醒時）, 呼吸数45回/分, SpO_2 97％。 筋緊張は保たれるが, 眉間にしわが寄っていてなんとなくしんどそうな顔つきである。

Q30 「赤ちゃんが生まれる直前に, お母さんに感染症はありましたか? 生まれてから, 赤ちゃんに何か異常を指摘されたことはありますか?」と質問し, 母から「大丈夫です, ありません」という回答を得た。さらに必要な情報は?

Q31 在胎39週1日, 3,255gで出生した男児だった。この児に必要な検査は?

Q32 白血球11,080/μL, 好中球2,650/μL, CRP 0.01mg/dL, プロカルシトニン0.07ng/mL, 尿中白血球陰性だった。この児に髄液検査は必要か?

⇒ 答えはウラへ

Q30 の答え

在胎週数と出生体重，退院時体重

　早産児（在胎37週未満）だとPECARNが使えなくなる。退院時体重は現在の体重との比較で脱水の評価に使える。これらの情報は母子手帳から正確に得られる。生後3カ月未満の発熱では，母子手帳を確認する［→ **Day 4** p26］。

Q31 の答え

血液検査，胸部X線検査，尿検査

　「生後3カ月未満の発熱」という要素だけで重症度項目に該当する。そのため，血液検査，胸部X線検査が必要である［→ **Day 2** p13］。また，この症例のように熱源がはっきりしない発熱で，生後3カ月未満の場合は尿検査が必要である［→ **Day 3** p22］。

　シンプルに理解するには，「生後3カ月未満の発熱には，一部の例外を除き，血液検査，胸部X線検査，尿検査が必須」と覚えてしまってもよい。例外とは，日齢29以降の迅速検査陽性，うつ熱，予防接種後48時間以内の発熱の3つである。

Q32 の答え

どちらともいえない

　UpToDateの基準では，新生児発熱は全例髄液検査である。［→ **Day 4** p30］。一方，最新のPECARN基準では，「尿中白血球陰性，好中球4,090/μL未満，プロカルシトニン1.71μg/L未満であれば髄膜炎や菌血症のリスクは低い」としている。この症例での髄液検査をする・しないは一律に決められない。

　なお，この症例は入院のうえ，経過観察とした。抗菌薬は使用せず，入院後は速やかに解熱した。嘔吐もなかった。活気良好，体重増加良好で入院3日目に退院とした。発熱の原因は不明であるが，その経過の良さから一時的な体温調節障害（いわゆるうつ熱）であったと考えている。

Case 4

症例：**3歳**　　主訴：**発熱，咳嗽**

11月13日 発熱と咳嗽が出現し，近医を受診。「肺雑音がある」と言われ，気管支拡張薬の吸入を受けた。

14日 症状が続き，休日診療所受診。酸素化不良があり当院紹介された。

予診票：体温38.2℃（腋窩温），心拍数144回/分（覚醒時），呼吸数26回/分，SpO_2 93%，右肺野にcracklesを聴取。

Q33 皮膚色，活動性，呼吸，水分を評価し，重症度項目は満たさないと判断した。必要な検査は？

Q34 血液検査が必要になるとしたら，どのような検査結果が出たときか？

Q35 白血球11,480/μL，好中球7,210/μL，CRP 11.3mg/dLだった。治療方針は？

⇒ 答えはウラへ

Q33 の答え

胸部X線検査

　聴診でcracklesがあれば，気管支炎または肺炎が疑われるため，胸部X線検査をする [➡ **Day 6** p46]。

Q34 の答え

肺野に浸潤影がある

　肺野に浸潤影があれば肺炎である。肺炎は細菌感染症のリスクとなるので，細菌性かどうか確かめるために血液検査をする [➡ **Day 5** p41]。

Q35 の答え

抗菌薬投与

　CRP 4mg/dL以上は細菌性の目安であり，細菌性肺炎として抗菌薬を投与する [➡ **Day 5** p41]。

　なお，本症例はSpO$_2$ 93％と低値であり，今後さらに悪化する可能性を考えれば入院管理が適切である。入院患者で細菌性肺炎が疑われるケースでは，アンピシリン静注投与が「小児呼吸器感染症診療ガイドライン2017」で推奨されている。

Case 5

症例：**生後9カ月**　　主訴：**発熱，哺乳低下**

11月13日 発熱が出現。 近医を受診し，「突発性発疹かもしれない」と言われた。

14日 哺乳ができず，ぐったりしてきたため受診した。

予診票：体温 38.8℃（腋窩温），心拍数 162 回／分（覚醒時），呼吸数 52 回／分，SpO_2 98%。 ぐったりとした印象を受ける。

Q36 問診で確認すべきことは？

Q37 必要な検査は？

Q38 指導医から「血液検査をするときに，静脈路を確保して輸液もしておこう」とアドバイスがあった。どのような所見があったと考えられるか？

➡ 答えはウラへ

Q36 の答え

尿路感染症の既往, 周囲の流行

何度も繰り返すが, 尿路感染症の既往と周囲の流行の確認は大切である。Q24 と同じ。

Q37 の答え

血液検査, 胸部X線検査, 尿検査

ぐったりとしている, すなわち「具合が悪そうにみえる」は重症度項目に該当する。呼吸数 52 回／分も重症である。血液検査, 胸部 X 線検査が必要である [➡ **Day 2** p13]。

この症例のように熱源がはっきりしない発熱で, 2 歳未満で重症度項目に該当する場合は尿検査が必要である [➡ **Day 3** p22]。

Q38 の答え

脱水所見があった

脱水所見は重症度項目の一つであり, 同時に輸液の目安でもある。

なお, 脱水所見がなければ静脈路確保は不要というつもりではない。この症例は尿検査が必要であるが, 主治医の力量や外来のマンパワーの問題などで導尿ができない場合には, 1〜2 時間かけて輸液している間に, 採尿バッグに尿が溜まるのを待つという戦略を取れる [➡ **Day 3** p23]。また, 入院後に抗菌薬を静注する可能性を想定して, あらかじめ静脈路を確保しておくという考え方も合理的である。

注釈

Day 1

[注1] 岡本先生の著書「小児科ファーストタッチ」のキャッチコピー。

[注2] アメリカのことわざに "When all you have is a hammer, everything looks like a nail（ハンマーしか持っていないと、すべてが釘に見える）" というものがある。「特定の道具、方法、考え方、知識、経験しかもっていないと、問題の本質がみえなくなってしまう」という意味で使われる。

[注3] 「安直」が変化した言葉で、教科書を解説した参考書のこと。

[注4] 神戸大学病院感染症内科の岩田健太郎先生を指す。

[注5] CRPを測定することで、不要な抗菌薬処方が減ることがコクランレビューで示されている[1]。一方で、敗血症を見抜く指標としてCRPは有用ではないため[2]、「循環障害が強く、輸液しても元気にならないけど、CRPが低いので大丈夫」のような使い方はできない。

Day 2

[注1] 好奇心旺盛でなんでも知っている5歳の少女「チコちゃん」が、日々ボーっと生きている大人たちを叱るときの決めゼリフである（NHK総合「チコちゃんに叱られる!」）。

[注2] 表1で嘔吐の陽性尤度比が1.1、頭痛の陽性尤度比が0.23であるため。

[注3] ベイズの定理では、2つの事象が独立している必要がある。熱が高くて心配というのは、熱が高いことと心配なことが独立していないので、単純に掛け合わせてはいけない。

[注4] 番組内でチコちゃんが叱られたことはない。理由は諸説あるが、5歳児特有の可愛さが原因の一つである。

[注5] SIRSの定義は体温、呼吸数、心拍数、白血球数のうち2つ以上に異常があることで、2015年までの敗血症の定義は、SIRS＋感染症だった。

[注6] SIRSの体温と同様に、qSOFAの血圧評価が特に乳幼児において難しい。血圧の代わりに毛細血管再充満時間（CRT）と心拍数を用いたリヴァプールqSOFAが2020年に発表された[2]。今後、小児の重症度評価は呼吸数と意識レベルとCRTと心拍数になるかもしれない。

[注7] このような理由から、岡本先生のブログのタイトルは「笑顔が好き。」となっている。

Day 3

[注1] 映画化もされた青春小説「君の膵臓をたべた

い」より。荻野先生が言うといささか物騒。主人公は終盤まで名前が明かされず、ヒロインからは「【秘密を知ってるクラスメイト】くん」などと呼ばれる。

[注2] 論文上は lower urine tract infection と記載されているが、発熱を伴っているので「ネルソン小児科学」における腎盂炎 pyelitis に相当すると考える[3]。

Day 4

[注1] エタノール80％消毒液。頭にかけても脳髄を除菌することはできない。通常は手指衛生に用いるし、ここでも荻野先生はあだち先生の手にかけている。

[注2] 母子手帳にどこまで医療情報を書くかは、医師や助産師によって姿勢が異なる。医学的な情報共有を目的とし、できるだけ詳細で正確な情報を書き込む医師・助産師もいれば「母子手帳はおめでたいものである。後に母子が読み返したときに暗い気持ちにならないよう、ショッキングな内容を書いてはいけない。可能な限り『経過良好』と書く」という医師・助産師もいる。

[注3] カーリング女子にちなんで、荻野先生は食物経口負荷試験のことを「もぐもぐタイム」とよぶことがある。

[注4] 早産児において、もともとの出産予定日（妊娠継続していれば40週0日となる日）を生まれた日と仮定して、そこから数えた日齢を「修正日齢」という。出産予定日のx日前に生まれた場合、「（現在の日齢）−x＝（修正日齢）」となる。この修正計算は早産児（在胎36週6日以下）のみで行うのが一般的である。したがって、仮に在胎41週0日で生まれたからといって、生まれた日を「修正日齢7」とすることはない。

Day 5

[注1] 臨床現場に役立たない無駄な知識が豊富に詰め込まれている架空の書籍。LUCKYとは「LUdiculous Clinical Knowledge for Young doctors」の略。定価は4,400円だが、あだち先生はメルカリにて300円で購入した。

[注2] 「違わないのだが、ここで大切なのはそういうことじゃない」という意味。小児期高安病は、成人例に比し虚血症状に乏しいため、不明熱や全身型若年性特発性関節炎として扱われ、確定診断までに時間を要する傾向がある。さらに血管雑音や脈拍消失といった本症特有の理学所見は小児の日常診療では見逃されやすく、確定診断が遅れやすい。わが国の小児期高安病のケースシリーズでは、6例全てが女児で、発症時の平均年齢は11.7歳、初

発症状から確定診断までの期間は平均10.7カ月だった[4)]。

Day 6

[注1] ダース・ベイダーの呼吸音は人工呼吸器から出ているため、気道状態の影響を受けない。そのためダース・ベイダーが間質性肺炎になっても、fine cracklesが混じることはない。

[注2] 荻野先生が本のタイトルをすぐに思い出せなかったのは、学生時代に読んだ本だから。倉原優先生の「ポケット呼吸器診療」は名著である。

[注3] 「他の音と比べなくても、突然聞こえた音の音階がわかる」能力を絶対音感というが、そこから派生して「他の人と比べなくても、明らかに反応が鈍く気が利かない」人を絶対鈍感という。どんなときもくよくよせず、へこたれずに物事を前向きに捉えていくところはあだち先生の長所でもある。

[注4] ラ音の「ラ」はドイツ語だが、ドレミファソラシドの「ラ」はイタリア語である。

[注5] 漫画「鬼滅の刃」には登場しない架空の技。小児の呼吸は、風の呼吸から派生した新しい呼吸とされる。

Day 7

[注1] 外科研修医たちの成長を描く海外医療ドラマ「グレイズ・アナトミー 恋の解剖学」では、15歳女性が初発のてんかん発作のためドクターヘリで搬送された場面で、上級医が「ショットガン」という合図により、頭部CTから直腸診まであらゆる検査が行われた。

[注2] 映画「紅の豚」において、「良いパイロットの第一条件を教えて。経験?」という質問に対し、ポルコ・ロッソは「インスピレーションだな」と答えている。

Day 8

[注1] ハチ刺傷はアシナガバチ、スズメバチ、ミツバチの順に多い。アシナガバチとスズメバチの毒には、ホスホリパーゼA1という酵素が共通して含まれるため、スズメバチに刺されて感作が成立した人が次にアシナガバチに刺されたときにアナフィラキシーを起こすということがありえる。丹波ではハチ刺傷、ヘビ咬傷、マダニ咬傷など自然派系救急が多いため、荻野先生は対応に慣れている。

[注2] 手足口病は頬粘膜に、ヘルペス性歯肉口内炎は歯肉や舌、唇の裏側に、水疱や潰瘍ができる。

[注3] 漫画「鬼滅の刃」に登場する技。大量の酸素を血中に取り込む事で、血管や筋肉を強化させ、瞬間的に身体能力を上昇させる呼吸術。

[注4] 頑張った子どもを褒めると、子どもの自信につながる。次回は児が協力的になって、もっといい診察ができるようになるかもしれない。

Day 9

[注1] 荻野先生には「ロイズのチョコレートが好きだけど、ダイエット中なので控えている」という設定があったのだが、校正でエピソードをカットされたため、唐突なチョコレート発言となった。

[注2] 岡本先生の起立性調節障害診療では、「気合と根性で朝起きられるようになるわけではないですからね」というセリフがよく飛び出す。

[注3] バスケットボール漫画「スラムダンク」の名台詞。

[注4] 「逆に言えば」という接続詞は、ほとんどの場合で逆に言えていない。「逆のさらに逆が元に戻らないのは、結局うまく逆に言えてないからだ」という岡本先生流の皮肉である。

Day 10

[注1] 身体を上から順に診察し、丁寧に所見を得ること。具体的には、結膜出血・充血、項部硬直、Jolt accentuation、前額洞・頬部叩打痛、咽頭発赤、齲歯、開口障害、頸部リンパ節腫脹、呼吸音、心音、腋窩リンパ節腫脹、腹部の圧痛、反跳痛、Murphy徴候、肝叩打痛、肝脾腫、肋骨脊柱角叩打痛、直腸診、関節痛、関節腫脹、可動域制限、下腿浮腫、皮疹などを1つずつ評価する。当然、診察時間は長くなり、カルテも長くなる。荻野先生は近道思考の傾向があり、カルテが短い。だが、top to bottomアプローチは内科診療の基本であり、まずはここから始めるべきである。

[注2] 「ハリーポッター」に登場する「リディクラス」という呪文は、特定の魔法生物を馬鹿馬鹿しい姿に変えることで、恐怖を打ち消すことができる。

[注3] 岡本先生の著書「小児科ファーストタッチ」も、「ファーストタッチのポイントを"くどい"ほど丁寧に解説」という特徴がある。

引用文献
1）Aabenhus R, et al : Cochrane Database Syst Rev Nov, 6 : CD010130, 2014
2）Romaine ST, et al : Pediatrics, 146 : e20200782, 2020
3）衛藤義勝・監訳：ネルソン小児科学 原著第 19 版．エルゼビア・ジャパン，pp2122-2127，2015
4）金子詩子，他：日本小児科学会雑誌，115：1235-1241，2011

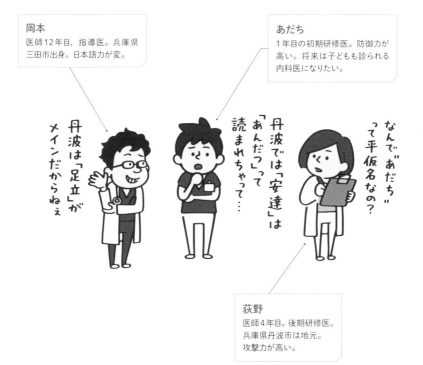

第2章

呼吸器

プレチェック

Q39 激しい咳嗽で救急外来を受診した5歳児。
咳嗽は次第に悪化し，wheezesを聴取。
胸部CTおよび呼吸機能検査は必要？

Q40 10日前から咳嗽が続く2歳児。
咳は良くなったり悪くなったりする。発熱やwheezes，
咳き込み嘔吐はない。これは普通の風邪？

Q41 3週前から咳嗽が続く6歳児。咳は夜間に多く，
β_2刺激薬は無効だった。マイコプラズマや
クラミドフィラ・ニューモニエの検査は必要？

Q42 2週前から湿性咳嗽が続く4歳児。
咳は日中に多い。3日前から去痰薬と鼻吸引で加療するが，
改善傾向がない。抗菌薬は必要？

Q43 3週前から鼻汁が続く5歳児。現在は2月中旬である。
昨年も同時期に鼻汁が続いた。スギ花粉に対する
アレルギー検査と鼻汁好酸球検査は必要？

解説ページ

Day 11 → p90	緊急性の高い咳	

Day 12 → p96	3週未満の咳

Day 13 → p103	3週以上続く咳

Day 14 → p111	抗菌薬が必要な咳

Day 15 → p117	長引く鼻汁

緊急性の高い咳

症例：5歳　　主訴：咳嗽，鼻汁

11月13日 咳嗽と鼻汁が出現した。

　　　14日 休日診療所でチペピジン（アスベリン®）を処方された。

　　　15日 咳は強くなり，ケンケンとした咳に保護者が心配となり，当院を受診した。

予診票：体温36.6℃（腋窩温），心拍数100回／分（覚醒時），呼吸数24回／分，SpO_2 99%，呼吸音は清，陥没呼吸なし。咳で夜間目が覚めたり，嘔吐したりすることはないとのこと。

☑ **激しい咳において，まず除外すべき疾患はなんだろうか？**

"犬吠様咳嗽"は，大型犬やオットセイの鳴き声

あだち　犬吠様咳嗽ですから，やっぱりクループでしょうか。

荻野　先生が飼っている犬は，「ケンケン」と鳴くの？

あだち　僕は犬を飼ってません。

荻野　だよね。飼ってたら，犬が「ケンケン」と鳴くなんて思わないよね。

あだち　いまからペットショップに行ってきます！

荻野　はいはい。そんなキミを置いて，やがて日が沈み，月が昇る。

岡本　いや，荻野先生，放置せずにとめようよ。もしあだち先生がチワワやトイプードル，マルチーズ，ポメラニアンを連れてきたらどうするんだ。

荻野　この流れが面倒になっちゃって。でも，小型犬だと勉強になりませんね。かわいいだけです。

あだち　えっと，おすすめの犬種があるんですか？

岡本　犬吠様咳嗽は，英語では**barking cough**というんだ。友達のイギリス人に「barkといえば何の鳴き声？」って聞いたんだけど，セント・バーナードって言ってたよ。僕は昔飼ってたゴールデン・レトリバーを思い出す。犬の鳴き声は「ruff-ruff」とか「bow-wow」とか言うけど，後者が近いような気がするね。ちなみにbarkは犬に限定されない。**大型で低い声で鳴く生き物なら，なんでもbarkらしい。例えばオットセイとか。**

荻野　あー，オットセイはいいですね。あだち先生，ご自慢のスマホで調べ

なさい。YouTubeで「オットセイ
鳴き声」って。

あだち　水族館の動画が出てきました。

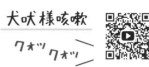
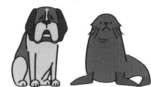

岡本　この「クォッ，クォッ」って感じ。
これが犬吠様咳嗽だよ。

あだち　犬じゃないんですね。

岡本　オットセイもbarkだから，barking
coughだよ。UpToDateにも「クルー
プはbarky seal-like cough」という表現がある[1]。

荻野　sealってアザラシじゃなかったですか？

岡本　オットセイもfur sealなんだから，いいじゃない。

Q44
次のうち，救急対応が必要ないものはどれ？

a）アナフィラキシー　　　b）クループ　　　c）副鼻腔炎

d）喘息　　　e）百日咳

⇒ 答えはp95

激しい咳へのファーストタッチ

あだち　いままで風邪の子どもは何人も診てきましたが，主訴が咳だけ，という
のは初めてです。咳はかなり激しいようですが，何から始めればいい
んでしょうか？

岡本　激しい咳に対応する手段として，「小児の咳嗽診療ガイドライン2020」
の鑑別診断フローチャートがとてもよくできてる[2]。まあ，気道異物と
誤嚥は同じカテゴリーでもいいと思うし，心因性咳嗽は最初から鑑別
にあげないほうがいいかなって思うけど。

荻野　以前，ディスカッションしましたね［注1］。そのとき勝手にリメイクし
たフローチャートがこれです［図1］。

岡本　重症度項目に該当する場合は呼吸状態の安定化に努め，状態が許せば
血液検査，胸部X線をすることになるね。

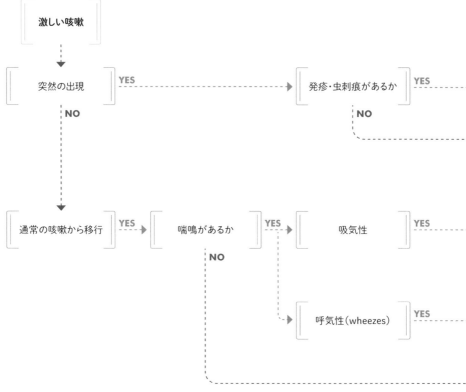

図1 救急外来でみる咳嗽の鑑別診断フローチャート
〔日本小児呼吸器学会・作成：小児の咳嗽診療ガイドライン2020．診断と治療社，p55, 2020を参考に作成〕

荻野 呼吸状態を安定化させるには，酸素投与は基本。泣かさない努力も基本ですよね。あとは，アナフィラキシーならアドレナリン筋注，クループにはアドレナリン吸入，喘息にはβ_2刺激薬吸入とかかな。気道異物や喉頭蓋炎は，耳鼻科や麻酔科との連携が必要になるし，百日咳は……特に急ぐことはないかもだけど，咳き込み嘔吐で脱水があるなら輸液したほうがいいよ。

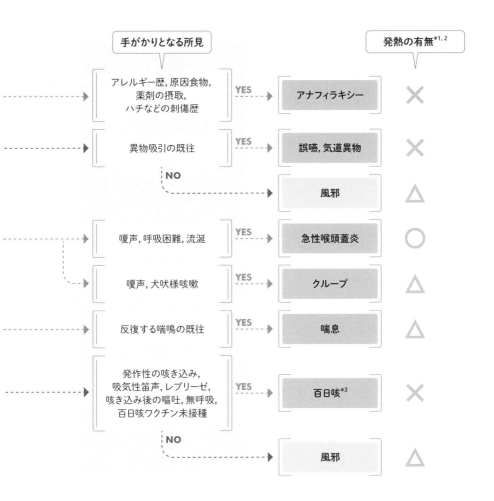

百日咳をいつ疑うか

岡本 いま来ている患児はどんな感じ？ あ，奇跡的にシャレが誕生した。

あだち 母親が言うには，最初は普通の風邪かなと思ったようですが，翌日には咳がひどくなってきて心配になったそうです。喘鳴はないと予診票にあります。ということは，普通の風邪……？

| 荻野 | 親父ギャグと天然ボケに挟まれて，まじぴえん[注3]。 |

| あだち | 荻野先生が切なくて泣いてしまいました。 |

| 岡本 | いや，あだち先生の言うとおり，普通の風邪かもしれないんだよ。でも一応，百日咳を念頭に置いた質問をしたほうがいいね。百日咳の咳嗽は特徴的だ。発熱を伴わず，乳幼児の場合「ケンケンケンケン」と息を継ぐ間もなく連続的に咳き込む。 |

| あだち | ここは「ケンケン」なんですね。 |

| 岡本 | うん。咳をしている間は息を吸わないので，だんだん顔が赤くなり，最後には黒くなる。咳が終わるとヒューッと笛が鳴るように息を吸う[4)]。四種混合ワクチンを接種していないケースでは要注意だ。こういう百日咳らしさがないのであれば，普通の風邪と考えよう。 |

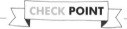

CHECK **POINT**

☑ 激しい咳において，まず除外すべきは次の6つ。
  ❶ アナフィラキシー
  ❷ 誤嚥，気道異物
  ❸ 急性喉頭蓋炎
  ❹ クループ
  ❺ 喘息
  ❻ 百日咳

☑ 「突然発症か，通常の咳嗽からの移行か」，「発疹・虫刺痕があるか」，「喘鳴があるか」などの簡単なフローチャートで救急対応が必要な咳嗽かどうかを見極めることができる。

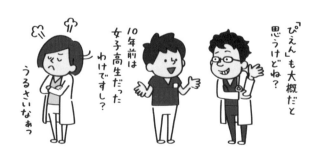

Q44 の答え

c）副鼻腔炎

　　副鼻腔炎は，咳嗽または鼻汁が改善傾向をみせることなく10日以上続いたときに診断される。急性咳嗽の原因の一つではあるが，救急対応を要することはない。

　　アナフィラキシー，クループ，喘息，百日咳は救急対応を要する咳嗽であり，頻度も比較的高い。咳を主訴とする患児を診察するときは，まずはこれらの疾患を除外することから始める。

ここだけは外してほしくない

現場での落としどころ ▶ **咳は検査なしで鑑別できる**

　　発熱の鑑別疾患は，Day 5 [➡ p38] であだち先生が言った19疾患以上存在し，そのなかには悪性腫瘍や血管炎，炎症性腸疾患など危険な病気も含まれますが，その鑑別はとても難しいです。一方，咳という主訴で危険な疾患はそれほど多くなく，鑑別は比較的容易です。「アナフィラキシー」，「誤嚥，気道異物」，「急性喉頭蓋炎」，「クループ」，「喘息」，「百日咳」の6疾患が，簡単なフローチャートで鑑別できます。胸部X線検査も胸部CTも，呼吸機能検査も必要ありません。重要なのは問診と診察，そしてこのフローチャートを知っているかどうかです。

　　フローチャートは「激しい咳嗽」から始まっていますが，どこからが「激しい」のかはあいまいです。主訴が軽い咳であっても，まずはこのフローチャートで危険な咳嗽を除外することを提案します。使い慣れてくると，無意識に，そして瞬時にこれら6疾患を除外できるようになります。

詳しくは『小児科ファーストタッチ』をCHECK！

◆ 発熱を伴わない咳嗽 ➡ p18～21　　◆ 百日咳 ➡ p205～208
◆ 発熱を伴う咳嗽 ➡ p21　　◆ アナフィラキシー ➡ p310～315
◆ 特徴的な咳嗽 ➡ p21～22　　◆ 気管支喘息発作・喘息性気管支炎 ➡ p320～324
◆ クループ ➡ p141～145

引用文献

1）Charles R Woods：Croup: Clinical features, evaluation, and diagnosis. UpToDate, 2021（Last updated Feb 18）
2）日本小児呼吸器学会・作成：小児の咳嗽診療ガイドライン2020. 診断と治療社，pp54-55, 2020
3）Robert M. Kliegman, 他・著；衛藤義勝・監：ネルソン小児科学 原著第19版. エルゼビア・ジャパン, pp1101-1106, 2015
4）高瀬真人：保護者への説明マニュアル；I症状に対する説明マニュアル；咳. 小児科診療, 77：1394-1398, 2014

3週未満の咳

症例：2歳　　主訴：咳嗽，鼻汁

11月6日 咳嗽と鼻汁が出現した。
　　10日 咳嗽と鼻汁が少し減ってきた。
　　12日 また咳嗽と鼻汁が悪化してきた。
　　16日 咳嗽と鼻汁が続くため，当院受診。

予診票：体温36.8℃（腋窩温），心拍数120回／分（覚醒時），呼吸数26回／分，SpO_2 98%，呼吸音は清，陥没呼吸なし。咳で夜間目が覚めたり，嘔吐したりすることはないとのこと。

☑ **3週未満の咳に対して，できることは何だろうか？**

あだち　咳の患者さんが多いですね。季節の変わり目だからでしょうか。

岡本　あだち先生にとって"季節の変わり目"っていつ？

あだち　春から夏になる5月6月，夏から秋になる9月10月，秋から冬になる11月12月，冬から春になる3月4月あたりでしょうか。……でも，7月8月でも涼しい日とか，1月2月でも暖かい日には季節の変わり目を感じますね。

岡本　そうだね。四季はいつも移り変わっていくんだから，1年中季節の変わり目なんだよ。ゆく河の流れは絶えずして，しかももとの水にあらず。世の中は無常なんだ。

荻野　私も，季節の変わり目という言葉は好きではありませんけど。でも実際，今月に入ってから咳の患者さんは多いですよ。

岡本　ライノウイルスは4～6月と9～11月に流行し，RSウイルスは10～3月に流行するから[1]，両者が重なったこの11月に咳嗽患者が多いと先生が感じたのかもね[注1]。

Q45

次のうち，正しいものはどれ？

a）乳幼児は1年に平均6〜8回，風邪に罹患する

b）わが国では，2歳未満に対するL-カルボシステインは禁忌である

c）わが国では，2歳未満に対する総合感冒薬は禁忌である

d）わが国では，15歳未満の咳嗽に対する抗ヒスタミン薬は禁忌である

e）10日以上続く咳は副鼻腔炎であり，抗菌薬を処方する

⇒ 答えはp100

あだち　小児科研修が始まったばかりのとき，風邪の場合「咳は46％にあり，1日目にピークとなり，50％以上が8日目まで持続する」2)と教わりましたが [⇒ **Day 1** p5]，咳が10日続いた場合も普通の風邪でいいんですか？

岡本　救急対応が必要な咳を除外していればね [⇒ **Day 11** p92]。

あだち　今回は，良くなったり悪くなったりする咳のようですね。ただ喘鳴はないですし，夜に咳き込んで起きるわけでもないし，咳き込み嘔吐もないので，百日咳ではないと思います。

岡本　了解。だったら，普通の風邪だと思うよ。

荻野　良くなったり悪くなったり……。つまり「改善傾向にない咳」ではないってことですよね？ [注2]

岡本　荻野先生が言いたいことはわかるけど，副鼻腔炎や抗菌薬の話はまた今度にしよう [⇒ **Day 14** p111]。

あだち　普通の風邪なんだとしたら，僕らにできることは何もないんでしょうか。

岡本　「何もしない」というと聞こえが悪いけど，**余計なことをしないのも大切**だよ。例えば，余計な抗菌薬投与とかね。UpToDateにも「長引く咳であっても，最初のステップは注意深く待つこと」とある3)。

あだち　いくら僕でも，たかが咳ぐらいで抗菌薬なんて出しません。

荻野　た・か・が？

岡本　むむ，荻野先生の戦闘力が！

荻野　抗菌薬については「また今度」って言われてるから我慢するけど，キミが咳を「たかが」と呼べるなんて1万光年先の話じゃないかな。

あだち 光年は時間じゃないです，距離です！

荻野 知ってます。それだけキミと私の心のディスタンスが離れたってことです。例えばオーストラリアの多施設研究だけど，4週以上咳が続く子どものQOLは，他の慢性疾患（心疾患，糖尿病など）をもつ子どもたちと同程度であったって報告されてるの[4]。それを「たかが」だなんて，300万光年彼方まで吹き飛んでしまえ！［注3］

長引く咳に何ができるのか

岡本 普通の風邪による咳に対して，僕らができることはなんだろう？

あだち 「LUCKY」にはアスベリン®，ムコダイン®，ムコソルバン®，ペリアクチン®，メプチン®，キプレス®，トランサミン®と書いてありますが……余計なことはしないんですよね。だったら，**やがて治ることを強調して，保護者の不安をできるだけ軽くします。**

岡本 そうだね。丁寧に問診や診察をして，救急対応が必要な咳 [➡ **Day 11** p92] ではないことを説明するだけでも，保護者の不安は和らぐはずだ。また，咳というものは気道に侵入する異物や病原体などを排除する生体防御機構として「必要」であることや[5]，咳の原因微生物は免疫系の成立によってやがて排除されるから[6]，咳はおおむね3週間以内に治るといった知識も，不安の緩和に役立つだろうね。

長引く咳を心配する保護者に説明するとよいこと
- ◆ 救急対応が必要でない咳であること。
- ◆ 咳は気道に侵入する異物や病原体を排除する生体防御機構として必要であること。
- ◆ ほとんどの咳は3週間以内に治ること。

咳と治療のエビデンス

岡本 荻野先生だったら他に何かできる？

荻野 咳に対して明確に有効な治療はありません。強いて言うなら，**鼻吸引，去痰薬，ハチミツ**あたりでしょうか。あとは，**親の禁煙**です。

岡本 そうだね。**鼻吸引は咳症状を軽くし，上気道炎症状の期間を短縮する**[7]。

薬局で1,000円くらいの鼻吸い器が売ってるよ。使い方の指導までできれば最高だ。L-カルボシステインに関しては，コクランレビューで効果は限定的としながらも有用性が記載されていて，発症から6〜7日後の咳嗽がプラセボ群では14%認めたのに対し，L-カルボシステイン群では4%だった[8]。ハチミツのエビデンスはたくさんあるから紹介しないけど[注4]，**1歳未満にはボツリヌス症のために禁忌**だからそれだけは忘れないでね。禁煙に関するところでいうと，親の喫煙は子どもの喘息リスクを1.2倍，咳のリスクを1.4倍にする[9]。親の禁煙で子どもの咳が治ったという症例報告もあることだし[10]，**禁煙はお勧めしたいね。**

あだち 抗ヒスタミン薬やロイコトリエン受容体拮抗薬，β_2刺激薬はどうですか？

岡本 それらは一律に投与しないようにガイドラインに書かれてる[11]。でも，投与するなって意味じゃない。禁忌は12歳未満のコデインと，気管支喘息の急性増悪時に対するシプロヘプタジン（ペリアクチン®）くらいだ。症状やアトピー素因の有無から，効きそうな薬をいろいろ考えてあげよう。ただ，アメリカでは乳幼児に総合感冒薬を使用しないことを「賢明な選択」としてるし[12]，**僕もあれもこれも出さず，これだって思う薬を1種類か2種類だけ処方しているね**[注5]。

あだち ちなみに咳止めを出そうと思うのですが，デキストロメトルファン（メジコン®）ってどうですか？

岡本 先生はどう思う？

あだち UpToDateには，「デキストロメトルファンは使わない」と書いてあります[2]。

岡本 それが答えだよ。僕も使わない。でも禁忌ではないことも付け加えるよ。咳の患者さんはたくさん診るから，一つずつのケースに対してベストと思う治療を考えてあげて。

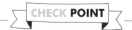

☑ 3週未満の咳は，救急対応が必要な咳でなければ普通の風邪と考えてよい。

☑ 普通の風邪の咳症状に対して鼻吸引，L-カルボシステイン，ハチミツ（1歳以上）は有効というエビデンスはあるが，その効果はそれほど強くない。丁寧に問診や診察をして，救急対応が必要な咳ではなければ3週以内に治ることが多いと説明し，不安を和らげることが大切。

Q45 の答え a）乳幼児は1年に平均6～8回，風邪に罹患する

乳幼児は意外と風邪をひく。その頻度は1年に平均6～8回とされ[1]，保育園に通っていたりきょうだいがいたりすれば毎月のように風邪をひくケースもある。

風邪診療における対症療法薬で禁忌となるのは，12歳未満のコデインと，気管支喘息の急性増悪時に対するペリアクチン®くらいである。フランスでは気管支漏のリスクから2歳未満のL-カルボシステインは禁忌であるが，根拠は少数の症例報告レベルにとどまり[13], [14]，L-カルボシステインと気管支漏の因果関係は示せていない。コクランレビューでも，フランスの報告を除けばL-カルボシステインの副作用はないとしている[8]。日本を含めた他の諸外国でもL-カルボシステインは禁忌とならない。

10日以上続く咳は副鼻腔炎である。詳細はDay 14に譲るが，この場合まずは去痰薬と鼻吸引の指導であり，米国小児科学会の基準では3日，わが国のガイドラインでは3～7日後にも軽快傾向にない場合にのみ，抗菌薬が適応される。

ここだけは外してほしくない

現場での落としどころ ➡ **保護者の不安を和らげよう**

3週未満の咳を「急性咳嗽」，3～8週未満の咳を「遷延性咳嗽」，8週以上の咳を「慢性咳嗽」とする定義は，大人も子どもも同じです。3週未満の咳で受診する子どもはとても多いです。急性咳嗽の鑑別フローチャートは「小児の咳嗽診療ガイドライン2020」に記載されていますが，要するに救急対応が必要な咳 [➡ **Day 11** p92] でなければ，普通の風邪と考えてよいというニュアンスになっています。診断に苦慮するというケースはあまりないでしょう。むしろ苦慮するのは指導や説明です。

保護者は子どもの咳に敏感です。医療者は些細なことと感じていても，保護者は子どもの咳の期間にかかわらず苦痛に感じているとUpToDateにも書かれています[3]。そこでまず，子どもは年間6～8回風邪をひくという知識と，風邪による咳の50%以上が8日目まで持続するという知識が大切です。さらに，咳は気道に侵入する異物や病原体などを排除する生体防御機構として「必要」であることや，咳の原因微生物は免疫系の成立によってやがて排除されるので，おおむね3週以内に咳は治るといった知識も，保護者の不安の緩和に役立つでしょう。

　本項では治療についても少し触れました。咳に対して明確に有効な治療はありませんので，どの治療を選択してもよいと思います（無治療という選択肢も含めて）。こういうところにこそ，医師のプロフェッショナリズムが反映されますので，その場に応じたベストな治療を患者さんにご指導いただければと思います。

詳しくは『小児科ファーストタッチ』をCHECK！

◆ **急性咳嗽** ➡ p18〜19
　咳嗽は1週で半数，2週で90％以上が改善する[16]。乳児では哺乳が良好であれば，幼児ではつらそうでなければ「咳は気管支炎や肺炎から子どもを守る防御反応なので，心配しなくていいです」と伝える。
◆ **上気道炎** ➡ p122〜128

Day
12

3週未満の咳

引用文献

1) 日本小児呼吸器学会・作成：小児の咳嗽診療ガイドライン2020．診断と治療社，pp108-109，2020

2) Diane E Pappas：The common cold in children: Clinical features and diagnosis. UpToDate, 2020（Last updated Apr 06）

3) Anne B Chang, et al：Approach to chronic cough in children. UpToDate, 2020（Last updated Nov 18）

4) Chang AB, et al：A multicenter study on chronic cough in children：burden and etiologies based on a standardized management pathway. Chest, 142：943-950, 2012 [PMID：22459773]

5) 日本呼吸器学会 咳嗽に関するガイドライン第2版作成委員会・編：咳嗽に関するガイドライン第2版．日本呼吸器学会，pp14-19，2012

6) 日本呼吸器学会 咳嗽に関するガイドライン第2版作成委員会・編：咳嗽に関するガイドライン第2版．日本呼吸器学会，pp27-29，2012

7) Pizzulli A, et al：The impact of nasal aspiration with an automatic device on upper and lower respiratory symptoms in wheezing children: a pilot case-control study. Ital J Pediatr, 44：68, 2018 [PMID：29898751]

8) Chalumeau M, et al：Acetylcysteine and carbocysteine for acute upper and lower respiratory tract infections in paediatric patients without chronic broncho-pulmonary disease. Cochrane Database Syst Rev, 5：CD003124, 2013 [PMID：23728642]

9) Cook DG, et al：Health effects of passive smoking. 3. Parental smoking and prevalence of respiratory symptoms and asthma in school age children. Thorax, 52：1081-1094, 1997 [PMID：9516904]

10) Brand PL：Coughing and wheezing children: improvement after parents stop smoking. Ned Tijdschr Geneeskd, 142：825-827, 1998 [PMID：9623153]

11) 日本小児呼吸器学会・作成：小児の咳嗽診療ガイドライン2020．診断と治療社，pp3-8，2020

12) American Society for Reproductive Medicine：Ten Things Physicians and Patients Should Question（https://www.asrm.org/resources/choosing-wisely-ten-things-physicians-and-patients-should-question/）

13) Chalumeau M, et al : Mucolytic agents for acute respiratory tract infections in infants: a pharmacoepidemiologic problem? Arch Pediatr, 9 : 1128-1136, 2002 [PMID : 12503503]

14) Mallet P, et al : Respiratory paradoxical adverse drug reactions associated with acetylcysteine and carbocysteine systemic use in paediatric patients: a national survey. PLoS One, 6 : e22792, 2011 [PMID : 21818391]

15) Anderson-James S, et al : An acute cough-specific quality-of-life questionnaire for children: Development and validation. J Allergy Clin Immunol, 135 : 1179-1185.e1-4, 2015 [PMID : 25441641]

16) Butler CC, et al : Clinical course of acute infection of the upper respiratory tract in children: cohort study. BMJ, 327 : 1088−1089, 2003 [PMID : 14604932]

3週以上続く咳

症例：1歳10カ月　主訴：発熱，咳嗽，鼻汁

10月27日 咳嗽が出現した。

28日 咳がひどくなった。 鼻汁も目立つようになった。

29日 体温38.3℃と発熱がみられた。

30日 近医を受診した。 上気道炎として鼻吸引の指導と，L-カルボシステイン処方を受けた。

11月1日 咳嗽，鼻汁，発熱が続いた。 近医を再診し，当院に紹介された。 血液検査でCRP 1.7mg/dL，胸部X線で肺炎像なし。 L-カルボシステインの継続に加え，鼻吸引を指導された。

2日 解熱した。 咳が続いた。

17日 咳が続くため受診。

☑ **3週以上続く咳に対して，どのようにアプローチすればいいか？**

荻野　良いニュースと悪いニュースがあるんだけど，どっちから聞きたい？

あだち　良いニュースからお願いします。

荻野　先生が研修初日に診てくれた患者さん，翌日には熱が下がったみたいだよ。

あだち　発熱4日目だったので血液検査と胸部X線検査をした子ですよね。良かったです。では悪いニュースというのは [注1]。

荻野　あれから咳がずっと治まらないんだってさ。

あだち　3週以上の咳ですか。長いですね。僕が診ます。

荻野　私が診ようと思ったんだけど。……じゃあ，先生に頼むね。

あだち　はい！

Q46

次のうち，正しいものはどれ？

....

a）副鼻腔炎による咳嗽は夜間に目立つ

b）喘息による咳嗽は日中に目立つ

c）心因性咳嗽の咳は特徴的であり，クループと間違えることはない

d）マイコプラズマによる感染後咳嗽は，マクロライド系抗菌薬で咳の期間を短縮できる

e）"繰り返す上気道炎"は症状の強さに複数のピークをもち，症状の質も変化する

➡ 答えはp108

3週以上続く咳へのファーストタッチ

荻野 「咳はそれほど激しいわけじゃない。ずっと続いている咳ではあるけど，喘鳴もないし，四種混合ワクチンを追加接種まできちんと受けてる。救急対応が必要な咳ではなさそうだ。でも，普通の風邪なら3週以内に治まるはず。どうしよう，助けて」

あだち なんで僕の考えていることがわかるんですか？

荻野 心の声がね。聞こえたというか，割とだだ漏れだったよ。気を付けてね，不安は伝染するから。私は……不安を見せないようにしてる［注2］。といっても，武器がないと不安になるかー。というわけで，これどうぞ［図1］。

あだち さすが荻野先生。えっと，咳は日中のほうが目立つようです。咳は乾いています。3週間前に風邪で診たわけですし，感染後咳嗽でしょうか？

荻野 慌てないでよ。「非専門医は鑑別不要」と岡本先生は言ってるけど，**一応胃食道逆流症と心因性咳嗽の可能性も考えて。**

あだち はい。でも，「食後」，「活動中」，「仰臥位」って，結構守備範囲広いですね。

荻野 季節の変わり目がほとんど1年中を指すのと同じで［➡ **Day 12** p96］，範囲が広すぎるとエピソードの特異性がなくなっちゃうよね。たぶんだけど，胃食道逆流症のエピソードで重要なのは，食事との関連じゃないかな。

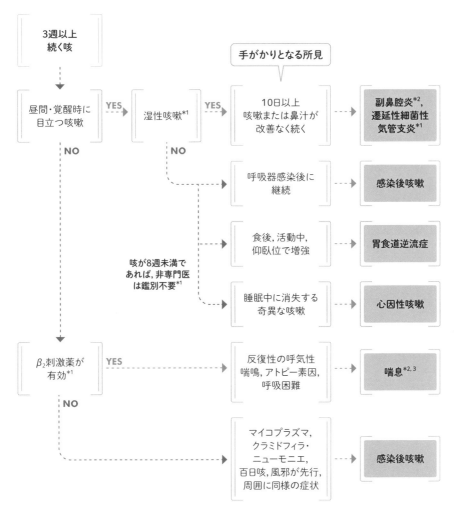

図1　3週以上の咳に対するフローチャート

〔日本小児呼吸器学会・作成：小児の咳嗽診療ガイドライン2020. 診断と治療社, p50-51, 2020を参考に作成〕

岡本メモ

*1 本書では，アレルギー性鼻炎を鑑別から除いた。その理由は，①アレルギー性鼻炎は副鼻腔炎や喘息と併
　存することが多くフローチャートによる鑑別が難しいこと，②アレルギー性鼻炎の診断は咳嗽からよりもくしゃ
　み・鼻漏・鼻閉からアプローチすることが多いこと，③アレルギー専門医の立場から抗ヒスタミン薬による診
　断的治療で鑑別することに対して抵抗があること，の3つである。胃食道逆流症と心因性咳嗽は鑑別が難
　しく，頻度もまれであるため，咳が8週未満では鑑別を必須としなかった。アトピー咳嗽，喉頭アレルギー
　は小児では極めてまれであるため，鑑別から除いた。遷延性細菌性気管支炎は症状および治療が副鼻腔炎
　と共通するので，同じカテゴリーに追加した。

*2 副鼻腔炎と喘息はアレルギー性鼻炎を合併することがある。咳払い，くしゃみ，鼻すすり，アトピー素因があ
　る場合は，アレルギー性鼻炎の合併を考え，抗ヒスタミン薬を試してもよい。

*3 喘息のうち呼気性喘鳴を認めないケースで咳喘息という病態は存在しうるが，小児ではまれである。

あだち ということは,「活動中や仰臥位で増強」ってエピソードは,あまり重要じゃないんですか?

荻野 そんなことはないよ。でもほら,喘息だって同じようなエピソードになるでしょ? あと,内臓脂肪が腹部を圧迫して胃食道逆流を悪化させるから,肥満は胃食道逆流症と関連するんだけど,肥満と喘息の関連だって有名でしょ[1]。だから,判断基準としてはちょっとイマイチって思っちゃう。まー,だからこそ,フローチャートの最初で日中メインか夜間メインかに分岐するんだろうけど。

咳の仕方で鑑別するには

あだち 心因性咳嗽の「奇異な咳嗽」っていうのは何ですか?

荻野 んー。ガーガーした大袈裟な咳らしいよ。あ,大袈裟って言っても,わざとっていう意味じゃないからね。

あだち UpToDateには「習慣性咳嗽(habit cough)」とか「身体性咳嗽障害(somatic cough disorder)」という言葉で載ってました[2]。「loud and repetitive(barking/honking in nature)」とあります。barkingは大型犬の吠える声なんでしょうけど,honkingというのは何でしょうね。

荻野 そういう細かいところは,岡本先生に聞きましょう。さっきから気配はするから,近くにいるんだよ。

岡本 なんだ,ばれていたのか。せっかく空気になりきっていたのに。

あだち いつからいたんですか?

岡本 「良いニュースと悪いニュースがあるんだけど」ってあたりだよ。足し合わせてちょうどいい感じのニュースにできないものかな。

あだち 最初からじゃないですか。

岡本 honkingというのは,友達のイギリス人に言わせるとガチョウの鳴き声だ。まさに荻野先生が言った「ガーガー」だよ。アヒルはquackingといって,まったく別の鳴き声だね。YouTubeで「ガチョウ 鳴き声」で調べるといい。咳嗽ガイドラインには「爆

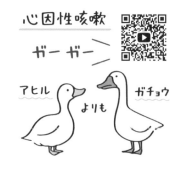

発性咳嗽」という表記もある[3]。実際の心因性咳嗽の咳は良い資料がないんだけど，YouTubeのこの動画がいいかな。

荻野　今回の患者さんは，そんな変な咳じゃないんでしょ？　それなら感染後咳嗽でよさそうだね。

あだち　あれ，このフローチャート，感染後咳嗽が2カ所にありますよ。マイコプラズマやクラミドフィラ・ニューモニエは調べたほうがいいんですか？

荻野　今回は年齢的に疑う必要はないよ。百日咳も四種混合ワクチンを追加接種までしてるなら，違うかな。

岡本　四種混合ワクチンの効果は3〜5年で減弱し，12年で消失するから[4]，予防接種を受けていても百日咳に罹患することもある。けど逆にいえば，**3年はまず防御してくれる**と思っていいね。

あだち　このフローチャートさえあれば，咳が3週以上続くケースでも対応できる気がしてきました。

岡本　遷延性咳嗽のフローチャートに載っていない注意点を1つ補足させて。それは"繰り返す上気道炎"というものだ。乳幼児が1年に平均6〜8回，風邪に罹患することは昨日言ったね[➡ **Day 12** p96]。保育園に通っていたり，きょうだいがいたりすると，さらに風邪をひきやすくなる[注3]。連続して風邪をひくと，2つ以上の風邪がくっついて咳症状が長く見えてしまうことがあるんだ。良くなったり悪くなったり，咳が湿ったり乾いたり，症状の質や量に波を感じるときは"繰り返す上気道炎"らしさがあるね。

長引く咳の治療

あだち　感染後咳嗽や"繰り返す上気道炎"には，どのような治療が有効なんですか？

岡本　3週未満の咳と同様に，**鼻吸引，去痰薬，ハチミツ，親の禁煙**が選択肢になるね。ただ，咳診療の目的は咳を減らすことだけじゃないと僕は思うんだ。「こうすれば咳は治ります！」なんて治療はないからね。でも例えば，予定外受診を減らすことが目的なら，どうかな。

あだち　保護者の不安を和らげることができれば，予定外受診は減ると思います。

岡本　そうだね，これも昨日言ったことの繰り返しになってしまうけど，子どもは年間6〜8回風邪をひくという知識，風邪による咳の50%以上が8

日目まで持続するという知識，咳は気道に侵入する異物や病原体など
を排除する生体防御機構として「必要」であるという知識をわかりやす
く伝えることがやっぱり大切になってくる。あと，毎週フォローするの
もいいね。「お子さんの咳がしっかり治るまで，責任もって僕が診ま
す！」って気持ちが伝われば，保護者の不安はいくぶん軽くなるはず
だよ。

CHECK POINT

☑ 3週以上続く咳に対しては，昼間・覚醒時に目立つ咳嗽か，湿性咳嗽か，β_2
刺激薬が有効かを確認し，フローチャートで鑑別する。

☑ 咳が良くなったり悪くなったり，咳が湿ったり乾いたりする場合は，"繰り返
す上気道炎"を考える。

Q46
の答え

e）"繰り返す上気道炎"は症状の強さに複数のピークをもち，症状の質も変化する

副鼻腔炎による咳嗽は日中に目立ち，喘息による咳嗽は夜間に目立つ。心因性咳嗽の
咳は大型犬が吠えるようなbarking coughであり，クループと間違えやすい。また，ガ
チョウの鳴き声（honking）と表現されることもある。マイコプラズマによる感染後咳嗽
は，水平伝播を防ぐ意味で抗菌薬治療を行うが，咳嗽自体への効果はない[5]。

ここだけは外してほしくない

現場での落としどころ ➡ **8週以上の咳は専門医へ**

　風邪による咳はおおむね3週以内に治まります。Day 11のように救急対
応が必要な咳でなければ，慌てることはありません。「咳は3週以内に治まる
から」と保護者に説明し，粘り強くフォローしていけばよいでしょう。しか
し，3週以上咳が続いてしまうと，やはり保護者は不安になってしまいます。
おそらくプライマリケアの現場でも，この状況でフォローを続けることに不
安を感じるのではないでしょうか。このあたりが小児科専門医に一度紹介す
るタイミングになるのかもしれません。

　一方で，小児科専門医でなくとも3週以上続く咳に対して十分に立ち向か
えると私は思っています。検査も絶対に必要というわけではなく，「小児の
咳嗽診療ガイドライン」にも，「やむを得ず治療を優先し，その治療に対す
る反応性から原因疾患を推定せざるを得ない」という文言があります[6]。た
だし，咳が8週以上になるときは，慢性咳嗽です。慢性咳嗽はきちんとした
鑑別が必要となりますので，そのときは小児科専門医が対応したほうがよい
と私は思います。

詳しくは『小児科ファーストタッチ』をCHECK！

◆ **遷延性咳嗽** ➡ p19

"繰り返す上気道炎"では，症状の強さに複数のピークをもち，症状の質も変化する。例えば，乾性咳嗽から始まり，2〜3日後に強い湿性咳嗽となり，1〜2週かけて改善し，日常生活では気にならない程度の乾性咳嗽となるが，また乾性咳嗽が増強して，その2〜3日後に強い湿性咳嗽となり，1〜2週かけて改善していく。

感染後咳嗽は「呼吸器感染症の後に続く，胸部X線検査で肺炎などの異常所見を示さず，通常，自然に軽快する咳嗽」と定義される。原因微生物は百日咳菌，肺炎マイコプラズマ，クラミドフィラ・ニューモニエ，ライノウイルス，RSウイルスが多い。ただし，遷延性咳嗽となった時点で原因微生物の菌量は少なくなっているため，LAMP検査や迅速抗原検査は有効ではない。診断は抗体検査が中心となる。症状が軽度で全身状態が良い場合は，自然に軽快する頻度が高いことを説明し，無検査・無治療で期間を置いてみてもよい。

軽快傾向にない湿性咳嗽が10日以上続く場合は，副鼻腔炎を考える。

◆ **マイコプラズマとクラミドフィラ・ニューモニエを疑う年齢について** ➡ px

筆者はマイコプラズマは4歳以上，クラミドフィラ・ニューモニエは5歳以上で疑っている。

引用文献

1）日本小児呼吸器学会・作成：小児の咳嗽診療ガイドライン2020．診断と治療社，pp145-146，2020

2）Julie M Marchant, et al：Causes of chronic cough in children. UpToDate, 2020（Last updated：Dec 01）

3）日本呼吸器学会 咳嗽に関するガイドライン第2版作成委員会・編：咳嗽に関するガイドライン第2版．日本呼吸器学会，p78，2012

4）Robert M. Kliegman, 他・著；衛藤義勝・監：ネルソン小児学 原著第19版．エルゼビア・ジャパン，pp1101-1106，2015

5）日本呼吸器学会 咳嗽に関するガイドライン第2版作成委員会・編：咳嗽に関するガイドライン第2版．pp27-29，2012

6）日本小児呼吸器学会・作成：小児の咳嗽診療ガイドライン2020．診断と治療社，p50，2020

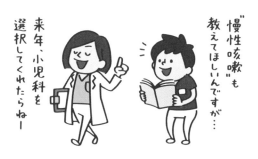

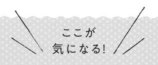

ここが気になる！
子ども診療のギモン

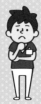

喘息診断の手がかりとなる
「アトピー素因」ってなんですか？

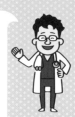

「アトピー性皮膚炎診療ガイドライン2018」では，アトピー素因を，

❶ **家族歴・既往歴（気管支喘息，アレルギー性鼻炎，結膜炎，アトピー性皮膚炎のうちいずれか，あるいは複数の疾患）**
または
❷ **IgE抗体を産生しやすい素因**

としている[1]。ただ，❶をもたない人は日本にはほとんどいないだろうし，❷も定義としてははっきりしない。それよりもここで大事になるのは，アトピー性皮膚炎だ。Asthma Predictive Indexが親の喘息歴と児のアトピー性皮膚炎を重要視している[2]。あれがまさにアトピー素因だよ。

引用文献

1）日本皮膚科学会, 他：アトピー性皮膚炎診療ガイドライン2018. 日本皮膚科学会雑誌, 128：2431-2502, 2018

2）Castro-Rodríguez JA, et al：A clinical index to define risk of asthma in young children with recurrent wheezing. Am J Respir Crit Care Med, 162：1403-1406, 2000 [PMID：11029352]

抗菌薬が必要な咳

症例：4歳　　主訴：咳嗽，鼻汁

11月4日 咳嗽が出現した。

5日 近医を受診した。チペピジン（アスベリン®）とレボセチリジン（ザイザル®）の処方を受けた。

17日 湿性咳嗽と鼻汁が改善することなく続く。別の病院を受診し，L−カルボシステイン（ムコダイン®）の処方と鼻吸引の指導を受けた。

18日 症状が改善しないため，当院を紹介受診した。咳は湿性で，夜間よりも日中に目立つ。

☑ **長引く咳に対して，抗菌薬が考慮されるのはどういうときか？**

岡本　ついに来てしまったね。半月裂孔の深淵を知るときが。

あだち　それって副鼻腔じゃないですか。

岡本　前頭洞だとか篩骨洞だとか，そんなチャチなもんじゃあ断じてねえ，もっと恐ろしいものの片鱗を味わうことになるよ。

あだち　ええっと，副鼻腔じゃないんですか？

Q47

次のうち，正しいものはどれ？

a）副鼻腔炎の鼻汁は，通常膿性である

b）副鼻腔炎の咳は，通常乾性である

c）症状が良くなったり悪くなったりするのは，副鼻腔炎らしくない

d）副鼻腔炎は画像検査または鼻腔内視鏡検査で診断される

e）副鼻腔炎と診断したら，直ちに抗菌薬を投与する

⇒ 答えはp115

副鼻腔炎は問診がカギ

岡本　まあ，僕らは耳鼻科医じゃないので，鼻腔内視鏡で半月裂孔を覗き込むようなことはしないんだけどね。

あだち だったら，どうやって副鼻腔炎と診断するんですか？ まさか，問診だけで診断するわけじゃないでしょう。

荻野 なんだか今日のあだち先生は冴えてますね。昨日までは"白衣を着たクリーチャー"だったのに［注1］。

岡本 そのまさかだよ。**副鼻腔炎はなんと問診だけで診断する。**

あだち ええっ!?

荻野 中耳炎のときは，「鼓膜を見ろ」ってうるさかったのに。意外だよね。

岡本 いや，成人では鼻腔所見が大事だって「急性鼻副鼻腔炎診療ガイドライン」には書いてあるんだよ？ でも，小児では鼻腔所見を取るのが難しい。他の所見としても，上顎叩打痛があるのは20％，頭痛は30％で，特徴的とはいえない[1]。X線検査の感度は100％といえるけど[1]，風邪の42％に副鼻腔粘膜肥厚があるから[2]，特異度はたいしたことがない。除外目的に副鼻腔X線検査はしてもいいと僕は思うけど，診断目的には使えない。だから，やむをえずこの表[3]を使うんだ。

急性副鼻腔炎の診断基準（米国小児科学会）

次のいずれかが当てはまれば，急性副鼻腔炎と診断する。

（**A**）上気道炎に引き続き10日を超えて鼻漏（鼻腔から鼻汁が垂れて見える。性状は問わない），または日中の咳嗽（夜間に悪化することがあってもよい）を認め，経過中に改善の傾向がみられない場合

（**B**）上気道炎がいったん軽快したのち，発熱，日中の咳嗽，鼻漏が増悪した場合

（**C**）39℃以上の発熱と膿性鼻漏が3日以上持続した場合

あだち 待ってください。鼻汁か咳が10日続けば副鼻腔炎なら，風邪のほとんどが副鼻腔炎ってことに……？

岡本 ならない。いや，副鼻腔炎と診断しまくらないように注意が必要なんだ。診断基準（A）は**経過中に改善傾向がみられない**というのがポイントだ。たとえ咳や鼻汁が続いていても，少しずつ良くなってきているなら副鼻腔炎じゃない。UpToDateにもわざわざ太文字で「without improvement」と強調されている[4]。

荻野 あしは**年齢**ですよね。上顎洞と篩骨洞は1.5〜2歳に，前額洞と蝶形骨洞は6〜10歳に形成されるらしいよ[5]。UpToDateにも好発年齢は4〜

7歳で，2歳未満では頻度が低いってある[4)]。だから，**乳児で副鼻腔炎というのはちょっと無理**だよね。

岡本 副鼻腔炎の咳は**湿性咳嗽**だ。乾いた咳が続いている場合は，副鼻腔炎らしさがない。

あだち ちょっと待って……。

岡本 診断基準（A）は軽症副鼻腔炎を意味し，最初の治療は去痰薬や鼻吸引をしながら3日間の観察をすることだ。それでも良くならなければ，ようやく抗菌薬治療になる。

荻野 「咳や鼻汁が10日続くから抗菌薬」ってわけじゃないの。副鼻腔炎は風邪診療の抗菌薬免罪符じゃないの。理解できてる？

あだち 待って，待ってくださいって言ってるのに……。

荻野 情報処理量が理解力を超えて，爆発しましたね。岡本先生のTwitterみたいです。

岡本 僕のTwitterは炎上してないよ。

Q48
次のうち，正しいものはどれ？

- **a）**遷延性細菌性気管支炎はマイコプラズマやクラミドフィラ・ニューモニエが原因となる
- **b）**遷延性細菌性気管支炎に β_2 刺激薬吸入は有効である
- **c）**遷延性細菌性気管支炎に抗菌薬は無効である。
- **d）**3週以上続く湿性咳嗽の約7割が遷延性細菌性気管支炎である
- **e）**遷延性細菌性気管支炎では，通常cracklesが聴取される

➡ 答えはp115

新たな概念，遷延性細菌性気管支炎

荻野 抗菌薬治療といえば，**遷延性細菌性気管支炎**も併せて覚えておいたほうがいいですよね。

あだち 初めて聞きました。亜急性壊死性リンパ節炎［注2］みたいな感じですか？

岡本 なるほど，この疾患群は内科にはないか。ああ，またしても奇跡的にシャレが生まれた。この間からこうも奇跡が続くなんて，もはや必然性

や運命すら感じるね。

荻野 このハラスメントをオカハラとよんだら，全国の岡原さんがかわいそうなのでやめておきます [注3]。

岡本 この瞬間に新たな奇跡とハラスメントが生まれたように，2006年に遷延性細菌性気管支炎という新たな概念がオーストラリアで生まれたんだ[6]。3～4週を超える湿性咳嗽がみられ，主としてインフルエンザ菌が関与し，アモキシシリン/クラブラン酸配合剤の2週間投与で咳嗽が軽快する[7]。

あだち でも，咳が長引くからといって抗菌薬を使うのは……。

岡本 良いリアクションだね。当院の研修医に「4週以上の咳に抗菌薬を処方すると，咳は減るか」と質問したところ，92%の研修医が「咳は減らない」と答えた[8]。適正使用の観点から，安易な抗菌薬処方は慎むべきだ。一方で，遷延性細菌性気管支炎は3週以上湿性咳嗽が続く生後6カ月～3歳までの児の73%にみられ，抗菌薬で77%が改善したという報告[9]についても，知っておくべきだ。ガイドラインにも「小児の長引く咳嗽の治療として，原因が明らかにできない湿性咳嗽に対しては抗菌薬を投与することを提案する」とある[10]。

結局，抗菌薬が必要なのはどんなとき？

荻野 結局，岡本先生はどういうときに抗菌薬を使いますか？　先生が外来で抗菌薬を使っているところって，見たことないんですが。

岡本 僕は基本的に抗菌薬を使わないよ。それでも，**日中に目立つ湿性咳嗽が10日以上改善傾向を示すことなく続いて，鼻吸引や去痰薬を投与して3日経っても軽快傾向がないときは副鼻腔炎として抗菌薬投与を考えるかな。1.5歳未満や，副鼻腔X線に所見がないときは副鼻腔炎とは診断しないでもう少し様子をみるけど，3週以上症状が変わらない場合は遷延性細菌性気管支炎として抗菌薬を考えるね。**

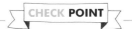

☑ 日中に目立つ湿性咳嗽が10日以上改善傾向を示すことなく続き，鼻吸引や去痰薬を投与して3日経っても軽快傾向がないときは副鼻腔炎として抗菌薬投与を考慮する。

☑ 1.5歳未満や，副鼻腔X線に所見がないときは副鼻腔炎とは診断せず経過観察する。3週以上湿性咳嗽が軽快傾向なく続く場合は，遷延性細菌性気管支炎として抗菌薬投与を考慮する。

Q47
の答え　**c）症状が良くなったり悪くなったりするのは，副鼻腔炎らしくない**

　　国際的なガイドラインでは，副鼻腔炎の鼻汁は漿液性または膿性であり，性状を問わないと記載されている。わが国の「急性鼻副鼻腔炎診療ガイドライン」では膿性鼻汁は副鼻腔炎としての重症度が上がるのだが[11]，同ガイドラインは研修医やプライマリケア医にとって難解な診断基準となっており扱いにくい。また，副鼻腔炎の咳は通常湿性である。

　　症状が良くなったり悪くなったりするのは，"繰り返す上気道炎"を感じさせるエピソードである[➡ **Day 13** p107]。副鼻腔炎のエピソードとしては，「改善傾向がないこと」が強調されている。

　　副鼻腔炎の診断は，UpToDateにも記載されているとおり，通常は臨床的になされる[4]。

　　副鼻腔炎の多くが「10日以上続く咳または鼻汁」で診断されるが，まずは去痰薬投与と鼻吸引が行われる。3日経過しても改善しない場合にのみ抗菌薬が考慮される。

Q48
の答え　**d）3週以上続く湿性咳嗽の約7割が遷延性細菌性気管支炎である**

　　遷延性細菌性気管支炎はインフルエンザ菌が関与する。

　　β_2刺激薬吸入が有効な場合は喘息と考えられ，遷延性細菌性気管支炎は否定される。

　　遷延性細菌性気管支炎は3週以上湿性咳嗽が続く生後6カ月～3歳までの児の73%にみられ，抗菌薬で77%が改善する[9]。

　　cracklesは気管支炎または肺炎の所見であり，熱源推定に有効ではあるものの[➡ **Day 6** p48]，遷延性細菌性気管支炎の診断に有用とする報告はない。

ここだけは外してほしくない

現場での落としどころ ➡ **それでも"抗菌薬の免罪符"にはならない**

　抗菌薬が風邪症状を短縮させないことは，コクランレビューでも議論済みです。鼻汁が漿液性であれ，膿性であれ，抗菌薬は風邪症状を短縮させません[12]。そんな医学の常識の例外が，副鼻腔炎と遷延性細菌性気管支炎です。この2つは，確かに抗菌薬で症状期間の短縮が望めます。

　ここまで書いておいて議論をひっくり返すような提案ですが，この2つの疾患を"咳に対する抗菌薬使用の免罪符"とは考えないでください。「抗菌薬が効くかどうかで副鼻腔炎または遷延性細菌性気管支炎を判断する」といった安易な診断的治療を行わないでください。抗菌薬適正使用の観点から好

ましくありません。症状が良くなったり悪くなったりする場合は，"繰り返す上気道炎"と考えられますから，抗菌薬を使用しないでください。わが国の小児の市中発症大腸菌感染では，ABPC耐性株やESBL産生株がここ10年で増加しています[13]。耐性菌は未来の問題ではなく，もうすでに渦中にあるのです。そして，この問題を解決させるためには，プライマリケア医の先生の協力が必要です。

詳しくは『小児科ファーストタッチ』をCHECK！

◆ **副鼻腔炎** ➡ p21，64
　小児科ファーストタッチでは，頭痛の鑑別として副鼻腔炎をあげた。主訴が遷延する咳嗽ではなく，頭痛である副鼻腔炎は比較的経験される。副鼻腔炎のうち頭痛を訴えるのは30%だが[1]，頭痛診療時には副鼻腔炎を鑑別に入れておいたほうがよい。

◆ **遷延性細菌性気管支炎** ➡ p20
　小児科ファーストタッチでは，咳嗽が8週以上続く慢性咳嗽で遷延性細菌性気管支炎を鑑別するように記載した。

引用文献

1) 伊藤健太：小児感染症のトリセツREMAKE【reference】（笠井正志・監）．金原出版，p42，2019（https://www.kanehara-shuppan.co.jp/_data/books/17073P.pdf）

2) Kristo A, et al：Paranasal sinus findings in children during respiratory infection evaluated with magnetic resonance imaging. Pediatrics, 111：e586-589, 2003 [PMID：12728114]

3) Wald ER, et al：Clinical practice guideline for the diagnosis and management of acute bacterial sinusitis in children aged 1 to 18 years. Pediatrics, 132：e262-280, 2013 [PMID：23796742]

4) Ellen R Wald：Acute bacterial rhinosinusitis in children: Clinical features and diagnosis. UpToDate, 2019（Last updated May 13）

5) 伊藤健太：小児感染症のトリセツREMAKE（笠井正志・監）．金原出版，p188，2019

6) Marchant JM, et al：Evaluation and outcome of young children with chronic cough. Chest, 129：1132-1141, 2006 [PMID：16685002]

7) Chang AB, et al：Protracted bacterial bronchitis: The last decade and the road ahead. Pediatr Pulmonol, 51：225-242, 2016 [PMID：26636654]

8) 岡本光宏：研修医24人が選ぶ小児科ベストクエスチョン．中外医学社，pp155-161，2020

9) Marchant J, et al：Randomised controlled trial of amoxycillin clavulanate in children with chronic wet cough. Thorax, 67：689-693, 2012 [PMID：22628120]

10) 日本小児呼吸器学会・作成：小児の咳嗽診療ガイドライン2020．診断と治療社，p2，2020

11) 急性鼻副鼻腔炎診療ガイドライン作成委員会・編：急性鼻副鼻腔炎診療ガイドライン．日本鼻科学会会誌，49：143-198，2010

12) Kenealy T, et al：Antibiotics for the common cold and acute purulent rhinitis. Cochrane Database Syst Rev, 6：CD000247, 2013 [PMID：23733381]

13) 衣斐恭介，他：小児市中発症大腸菌菌血症の臨床的特徴．日本小児科学会雑誌，123：1780-1787，2019

Day 15 長引く鼻汁

症例：**4歳，男児**　　主訴：**鼻汁**

10月29日 鼻汁が出現した。

　11月8日 鼻汁が続き，近医を受診した。L-カルボシステイン処方と，鼻吸引指導を受けた。

　　　11日 鼻汁が改善しないため前医を再診。副鼻腔炎と診断され，アモキシシリンを処方された。

　　　19日 鼻汁が続くため，前医を再診。当院に紹介された。

☑ **長引く鼻汁に対して，どのようにアプローチすればいいか？**

荻野　4歳男の子の長引く鼻汁だね。

あだち　アレルギー性鼻炎でしょうか。でも，こんな小さい子が鼻炎なんてことはないですよね？

荻野　そんなことはないよ。1歳半の時点ですら，抗原感作と鼻汁好酸球が共に陽性の児が2％もいたんだから[1]。小さい子どもでもアレルギー性鼻炎はたくさんいるよ。

岡本　そしてスギ花粉症は低年齢化が進んでいて，4歳でも除外できない！さらに，スギ花粉は実は秋にも飛ぶ！［注1］

あだち　岡本先生，妙に生き生きしてますね。

荻野　アレルギーの話になると，ビックリマークとウザさが増すんだよ。

岡本　荻野くん，1アウトだ！

荻野　そのビビッドさに対して蕁麻疹が出たので，抗ヒスタミン薬もらってきます［注2］。

ここで問題!

Q49

次のうち，正しいものはどれ?

．．

a) 副鼻腔炎の診断に，鼻汁が膿性か漿液性かは重要である

b) 膿性鼻汁に抗菌薬は有効である

c) アレルギー性・非アレルギー性を問わず，鼻汁に抗ヒスタミン薬は有効である

d) 抗ヒスタミン薬が有効であることは，アレルギー性鼻炎の診断基準の一つである

e) 改善なく10日以上続く鼻汁は，医療機関を受診する目安である

➡ 答えはp121

長引く鼻汁で鑑別すべき3つの疾患

岡本 長引く鼻汁に対するアプローチで，あまり系統立ったものは見つからないね。

あだち 確か，鼻汁は3日目にピークに達し，50%以上が6日目まで持続するんでしたっけ [2] [➡ **Day 1** p5]。

岡本 よく覚えてたね。他にUpToDateの記載で興味深いのは，「鼻汁が改善なく10日以上続く場合は，医療機関を受診しましょう」というアドバイスくらいかな [注3] [3]。

荻野 副鼻腔炎を意識したアドバイスですね [➡ **Day 14** p112]。

岡本 子どもの長引く鼻汁で鑑別すべきなのは，とりあえずこの3つだよ。

> **3週以上続く鼻汁の鑑別リスト**
> ◆ 繰り返す上気道炎
> ◆ アレルギー性鼻炎
> ◆ 副鼻腔炎

あだち 咳に比べるとシンプルですね。

荻野 "繰り返す上気道炎"は良くなったり悪くなったりという経過が大事でしたね [➡ **Day 13** p107]。

アレルギー性鼻炎を疑うポイント

あだち アレルギー性鼻炎は，どういうときに疑うんですか？

岡本 これはなかなか難しい問題だ。すごく簡単に診断できる鼻炎もあるんだよ。毎年2～3月だけくしゃみや鼻水が強くなるとか，実家の犬を触ると鼻水が強くなって目が痒くなるとか。一方で，風邪と見分けがつかないような鼻炎もある。やっぱり，**鼻汁の期間が3週を超えたら要注意**かな。風邪の鼻汁は1～2週で治まることが多いし[4]。3週以上で注意すれば，咳の理解とも同じで覚えやすい。

荻野 あとは経過じゃない？　鼻炎は治らないもん。

岡本 30歳，40歳と年齢を重ねると治ってくるけどね。でも，数年で治ることはないな。抗ヒスタミン薬による診断的治療はやってみてもいいけど[5]，僕の経験上はあまりうまくいかない。抗ヒスタミン薬が効いたのか効かなかったのか，実際はなかなか判断できないんだよ。より重要なのは，**アトピー素因の有無**かな[➡ **Day 13** p110]。症状でいえば，鼻や目の痒みは鼻炎っぽいし[4]，鼻閉はハウスダストやダニっぽい，そしてくしゃみや鼻漏は花粉っぽい……。

荻野 マニアックすぎて，あだち先生がドン引きしてます。

あだち いえ，僕は大丈夫です。勉強になります。

荻野 訂正します。私がドン引きしてます。

岡本 荻野先生。あと1アウトでゲームセットだよ[注4]。

荻野 2アウト満塁って意味ですか。

岡本 いや，満塁とは言ってない。それだと逆に僕が追い込まれているみたいじゃないか。

咳嗽・鼻汁診療の組み立て方

あだち ところで，発熱のときみたいに，咳や鼻の診断フローチャートってありませんか？

荻野 私の咳嗽・鼻汁診療の組み立て方だったら作れるかな。ちょっと待ってね。こんな感じでどうかしら[図1]。

あだち わかりやすいです。荻野先生はこういうのをすぐ作れてすごいですね。

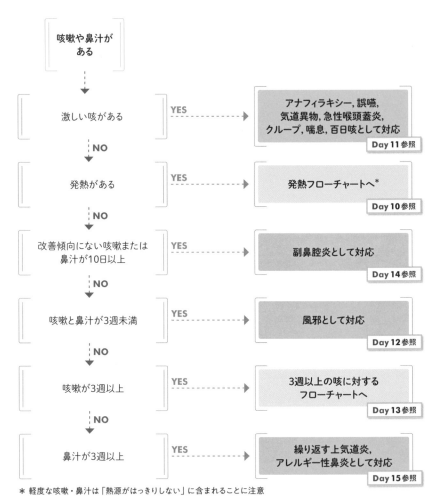

図1　咳嗽・鼻汁フローチャート

* 軽度な咳嗽・鼻汁は「熱源がはっきりしない」に含まれることに注意

荻野　役に立つかわかんないよ？　実際には主訴が「発熱・咳嗽・鼻汁」のと
　　　きだって多いから。

あだち　そういうときはどうするんですか？

荻野　簡単だよ。発熱フローチャートと咳嗽・鼻汁フローチャートを同時進
　　　行させるだけ。

あだち　簡単ですか？

荻野　「繰り返す上気道炎＋肺炎」「風邪＋尿路感染」とか，実際にありそうでしょ？

あだち　それはそうかもしれませんが……。2つのことを同時に考えると，混乱してしまわないかちょっと心配です[注5]。

荻野　そんなあだち先生でも鑑別が抜け落ちないように，「咳嗽・鼻汁フローチャート」でも発熱の有無を確認するようにしておいたから，大丈夫だよきっと。

╶╶╶╶ CHECK **POINT** ╶╶╶╶

☑ 鼻汁が良くなったり悪くなったりする場合は，"繰り返す上気道炎"である。毎回が2週以内に治っていれば大丈夫である。

☑ 改善傾向がなく，鼻汁が10日以上続く場合は副鼻腔炎である。去痰薬投与と鼻吸引指導をし，3日間の経過観察で改善がないときは抗菌薬の適応となる。

☑ 抗菌薬が無効であったり，副鼻腔X線で異常がなかったり，毎年同時期に同様のエピソードがあったりする場合は，アレルギー性鼻炎を疑って，アレルギー検査と鼻汁好酸球検査を行う。

Q49 の答え　e）改善なく10日以上続く鼻汁は，医療機関を受診する目安である

　　鼻汁が膿性か漿液性かは，副鼻腔炎の診断には有用ではない（わが国の「急性鼻副鼻腔炎診療ガイドライン」では重症度評価に用いられるが[6]，診断には使用できない）。また，膿性鼻汁であっても，抗菌薬は無効であるとコクランレビューで結論づけられている[7]。

　　非アレルギー性の鼻汁には，抗ヒスタミン薬は無効である。アレルギー性鼻炎の診断基準は，①エピソードと一致するアレルゲンに対して感作があること，②鼻汁好酸球が陽性であること，③鼻誘発試験が陽性であること，のうち2つを満たせば診断確定となる[1]。通常は①と②で診断することになる。抗ヒスタミン薬の有効性は診断基準には含まれず，また有効性評価はとても難しいので，筆者はお勧めしない。

ここだけは外してほしくない

現場での落としどころ ➡ **鼻汁にはぜひ鼻吸引を**

コクランレビューに興味深い記載があるので引用します[7]。

> 「一般的な風邪は，抗菌薬が使われる最大の理由の一つです。鼻汁の色が汚い場合では，なおさらです。コクランレビューの結果は，汚い鼻汁に対して抗菌薬が効かず，多くの人が抗菌薬の副作用に悩まされていることを示唆しています」

具体的には，汚い鼻汁に対する抗菌薬使用は，リスク比0.73，95％信頼区間0.47〜1.13で有意差がなく，一方で抗菌薬の副作用はリスク比1.46，95％信頼区間1.10〜1.94で有意差がありました。鼻汁が汚いことを心配して受診されるケースは少なからず経験があると思いますが，ぜひプライマリケアの現場では「汚い鼻汁に抗菌薬は有効ではなく，むしろ害なのだ」ということを保護者に伝えていただけると幸いです。ただ，効かない治療を説明するときは，有効な治療も併せて説明すべきだと私は考えています。鼻吸引の有効性についてはエビデンスがありますので[8]，こちらもぜひご指導ください。

　長引く咳と比べて，長引く鼻汁は鑑別疾患が少なく，シンプルです。まずは鼻汁への対応に慣れることが，子どもの診療に慣れることへとつながるでしょう。

━━━ 詳しくは『小児科ファーストタッチ』をCHECK！ ━━━

◆ 鼻汁 ➡ p22〜23
　鼻汁のみで小児科外来を受診する場合は，感冒後の鼻汁の遷延か，アレルギー性鼻炎か，副鼻腔炎のいずれかである，と記載した。感冒後の鼻汁は1〜2週間程度で治まるが，"繰り返す上気道炎"では症状の質や量を変化させながら長く3週間以上遷延することがある。
◆ 副鼻腔炎 ➡ p21，64

引用文献

1）Osawa Y, et al : Int J Pediatr Otorhinolaryngol, 76 : 189-193, 2012 [PMID : 22138378]

2）Diane E Pappas : The common cold in children: Clinical features and diagnosis. UpToDate, 2020（Last updated Apr 06）

3）Kelly Crowley, et al : Patient education: Cough, runny nose, and the common cold（The Basics）. UpToDate, 2016

4）日本耳鼻咽喉科免疫アレルギー学会，他・編：鼻アレルギー診療ガイドライン－通年性鼻炎と花粉症－2020年版．ライフ・サイエンス，2020

5）日本小児呼吸器学会・作成：小児の咳嗽診療ガイドライン2020．診断と治療社，pp50-51，2020

6）日本鼻科学会・編：急性鼻副鼻腔炎診療ガイドライン2010年版．日本鼻科学会会誌，49：143-198，2010

7）Kenealy T, et al : Antibiotics for the common cold and acute purulent rhinitis. Cochrane Database Syst Rev, CD000247, 2013 [PMID : 23733381]

8）Pizzulli A, et al : The impact of nasal aspiration with an automatic device on upper and lower respiratory symptoms in wheezing children: a pilot case-control study. Ital J Pediatr, 44 : 68, 2018 [PMID : 29898751]

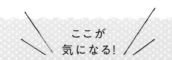

ここが
気になる！

子ども診療のギモン

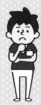

なぜ抗ヒスタミン薬による鼻炎の
診断的治療って難しいんですか？

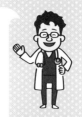

　「鼻炎かもしれない，と言われました」という相談は多い。アレルギー性鼻炎の有病率は5〜9歳で30.1%，10〜19歳で49.5%であることを考えると，「鼻炎かもしれない」ととりあえず言っておけばそこそこ当たる。

　でも逆に，「鼻炎ではない」と診断することはとても難しい。風邪は自然軽快するから，抗ヒスタミン薬を試しているうちに鼻症状が消失してしまうことがある。こういうエピソードがあると，なおさら「鼻炎ではない」と診断しにくくなるんだ。

　アレルギー性鼻炎を正しく否定するためにも，診断は「鼻アレルギー診療ガイドライン」どおりであるべきだ。ただ，そうしても鼻汁好酸球検査ができない，誘発試験ができないという状況下で，患児が鼻症状で強く困っているのなら，2週間抗ヒスタミン薬を投与し，その後2週間抗ヒスタミン薬をやめてみて，休薬によって鼻症状の重症度［表1］が悪化する場合に，アレルギー性鼻炎と診断することはあるよ。

表1　鼻症状の重症度分類

程度および重症度			くしゃみ発作*または鼻漏**				
			++++ 21回以上	+++ 11〜20回	++ 6〜10回	+ 1〜5回	− +未満
鼻閉	++++	1日中完全に詰まっている	最重症				
	+++	鼻閉が非常に強く口呼吸が1日のうちかなりの時間ある		重症			
	++	鼻閉が強く口呼吸が1日のうちときどきある			中等症		
	+	口呼吸はまったくないが鼻閉あり				軽症	
	−	鼻閉なし					無症状

＊1日の平均発作回数
＊＊1日の平均鼻かみ回数

〔日本耳鼻咽喉科免疫アレルギー学会・編：鼻アレルギー診療ガイドライン；通年性鼻炎と花粉症2020年版（改訂第9版）．ライフ・サイエンス, p30, 2020より〕

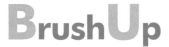

呼吸器の腕試しテスト

Case 1

症例：2歳　　主訴：発熱，咳嗽

11月21日 朝から37.6℃の発熱と軽い乾性咳嗽が出現した。夕方から，オットセイが吠えるような咳となり，声もかすれてきた。嚥下困難はなく，食物や水分の摂取はできる。当院救急外来を受診した。

予診票：体温38.1℃（腋窩温），心拍数112回／分（覚醒時），呼吸数30回／分，SpO_2 90%，吸気性喘鳴が聞こえる。

. . . .

Q50 まずすべきことは？

Q51 適切な処置により呼吸状態は安定した。3日間入院し，軽快退院したが咳嗽が認められた。適切な説明は？

Q52 退院1週間後の外来診察で，湿性咳嗽が続いていた。改善はない。次にすべきことは何？

➡ 答えはウラへ

Q50 の答え

酸素投与，アドレナリン吸入

　「救急外来でみる咳嗽の鑑別診断フローチャート」[➡ **Day 11** p92]からクループと診断できる。SpO$_2$ 90%は重症度項目に該当し，血液検査と胸部X線が必要だが[➡ **Day 2** p13]，啼泣させるとクループは悪化するので，まずは状態の安定化が大切である。酸素投与とアドレナリン吸入を保護者から引き離さず実施する。

Q51 の答え

咳のメカニズムや自然経過，鼻吸引，親の禁煙，次回受診のタイミングなどを説明する

　咳を鎮める方法はない。だが，少し軽くすることはできる。鼻吸引や去痰薬，ハチミツ（1歳以上），親の禁煙には科学的根拠がある。併せて，咳に対する保護者の正しい理解も大切である。例えば，咳というものは気道に侵入する異物や病原体などを排除する生体防御機構として「必要」であるという知識や，咳は50%以上が8日目まで持続し，3週以内におおむね治るという自然経過，そして長引いてもゆっくり治っているのであれば心配不要で，逆に改善傾向なく10日以上続く場合は再診してほしいという明確な受診タイミングの説明は，保護者の不安軽減に有効だろう。これにより不要な予定外受診が減る[➡ **Day 12** p98]。

Q52 の答え

副鼻腔炎と診断後，もう一度鼻吸引を指導し3日後に再診

　上気道炎に引き続き10日を超えて日中の咳嗽（夜間に悪化することがあってもいい）を認め，経過中に改善の傾向がみられない場合，副鼻腔炎と診断する。鼻吸引や，まだ処方していなければ去痰薬を処方し，3日後に改善がなければ抗菌薬を処方する[➡ **Day 14** p111]。

Case 2

症例：**5歳**　　主訴：**咳嗽**

10月31日 咳嗽が出現した。

11月21日 強い乾性咳嗽が続いている。 当院を受診した。

予診票：体温36.3℃（腋窩温）, SpO$_2$ 97%, 聴診ではwheezesもcrackles
もない。 レプリーゼや咳き込み嘔吐はなく, 四種混合ワクチンはスケジュール
どおりに接種している。

Brush
Up

呼吸器の腕試しテスト

Q53　診断に有用な問診または診断的治療は?

Q54　マイコプラズマまたはクラミドフィラ・ニューモニエ感染症を
　　　　疑った。追加すべき検査は?

Q55　抗菌薬投与は咳嗽を改善させるか?

⇒ 答えはウラへ

Q53 の答え

昼間・覚醒時に目立つ咳嗽か，周囲の流行，アトピー素因，β_2刺激薬の有効性

「3週以上の咳に対するフローチャート」を使って考える [➡ **Day 13** p105]。乾性咳嗽であれば，喘息または感染後咳嗽である。ちなみに喘息は急性増悪時にはwheezesを伴うが，平常時でも気道過敏性から夜間や明け方の咳を認め，このときはwheezesがないこともある。アトピー素因があり，β_2刺激薬で夜間の咳が減るのであれば，コントロール不良な喘息かもしれない。

Q54 の答え

抗体検査

咳が3週以上となった時点で原因微生物の菌量は少なくなっているため，例えばマイコプラズマLAMP法や百日咳LAMP法，RSウイルス迅速検査で診断することはできない。こうした場合，百日咳，マイコプラズマ，クラミドフィラ・ニューモニエは抗体検査で診断できる場合がある。

Q55 の答え

改善させない

水平伝播を防ぐ意味で，百日咳，マイコプラズマ，クラミドフィラ・ニューモニエでは抗菌薬治療を行うが，咳嗽自体には効果がない。抗菌薬投与が咳嗽を改善させる可能性があるのは，湿性咳嗽が改善なく3週以上続く遷延性細菌性気管支炎の場合である。

Case 3

症例：**6歳**

主訴：**鼻汁，鼻閉，咳嗽。1年ほど，鼻閉と鼻すすりが続いていた。口呼吸になっていることも多い。実家に帰省すると鼻閉症状が強くなり，鼻や目が痒くなる。**

11月7日 鼻汁症状が悪化した。湿性咳嗽が昼夜問わず出現した。

　　21日 前頭部痛が出現。鼻汁や湿性咳嗽の改善もなく，当院を受診した。

Q56 前頭部痛の原因は何か?

Q57 治療により前頭部痛や咳嗽は消失したが，鼻閉・鼻汁症状は残存した。鼻閉・鼻汁の原因は何か?

Q58 診断に必要な検査は?

⇒ 答えはウラへ

Q56 の答え

副鼻腔炎

わが国の「急性鼻副鼻腔炎診療ガイドライン」では，「成人では頭痛が重要な臨床症状となるが，小児では頭痛の訴えが明確にできないことから，スコアから省いた」という記載がある[1]。しかし，そもそも副鼻腔炎のうち頭痛を訴えるのは30％ではあるものの，5歳以上であれば頭痛は十分訴えられるため，小児の頭痛診療時には副鼻腔炎を鑑別に入れておいたほうがよい。

このケースでは湿性咳嗽が改善なく10日以上続いているので，副鼻腔炎と診断する [➡ **Day 14** p112]。なお，UpToDateにも記載されているとおり，アレルギー性鼻炎は副鼻腔炎のリスクとなる[2]。

Q57 の答え

ダニやハウスダストによるアレルギー性鼻炎

アレルギー性鼻炎の3主徴である「くしゃみ，鼻漏，鼻閉」は，いわゆる風邪にもみられるため，鑑別が難しい。このケースのように，鼻が痒くなるというエピソードは，風邪では少なく，鼻炎に多いエピソードである。アレルゲンとしてダニやハウスダストを疑うポイントは，このケースのような「症状が一年中」や「実家に帰省」の他に，大掃除や合宿で悪化するなど，ホコリを吸う可能性が高い状況での症状悪化だろう。

Q58 の答え

アレルギー検査，鼻汁好酸球検査

アレルギー性鼻炎は，①エピソードと一致するアレルゲンに対する感作，②鼻汁好酸球，③鼻誘発試験のうち，2つが陽性で確定診断できる [➡ **Day 15** p121]。このうち非専門医でも比較的容易なのが，アレルギー検査と鼻汁好酸球検査である。

なお，アレルギー検査の項目について悩むかもしれない。ヤケヒョウヒダニ，コナヒョウヒダニ，ハウスダスト1，ハウスダスト2などさまざまな項目があって，違いがわからず迷うかもしれないが，結論だけいうと全部同じと考えて差し支えない（もちろんアレルギー専門医的には微妙な差を理解すべき

だが，本書の対象者にはマニアックで不要な知識である）。通年性鼻炎の原因
は通常ダニやハウスダストだが，複数の花粉症が重なって通年性にみえるこ
ともあるので，スギ（2〜3月），ヒノキ（4月），ハンノキ（1〜4月），シラカン
バ（北海道で4〜6月。リンゴ，モモ，メロン，豆乳などの花粉食物アレルギー
症候群と関連），カモガヤ・オオアワガエリ（イネ科。5〜6月がメインだが，
秋も飛ぶ），ブタクサ・ヨモギ（キク科。9〜10月。メロン，スイカなどの花
粉食物アレルギー症候群と関連），カナムグラ（9〜10月）も同時に測定する。

引用文献

1）日本鼻科学会・編：急性鼻副鼻腔炎診療ガイドライン2010年版．日本鼻科学会会誌，49：
　143-198，2010
2）Ellen R Wald : Acute bacterial rhinosinusitis in children: Clinical features and diagnosis.
　UpToDate, 2021（Last updated Apr 07）

Brush Up／呼吸器の腕試しテスト

Day 11

[注1] あだち先生が研修に来る前の話である。咳と呼吸苦で受診した小児を想定したとき、「小児の咳嗽診療ガイドライン2020」の「救急医療の必要な咳嗽フローチャート」に沿うべきか、日本蘇生協議会または米国心臓協会の「蘇生ガイドライン」に準じた「PALS」で対応すべきか、岡本先生と荻野先生はディスカッションをした。どちらをどのタイミングで使うか迷う、という荻野先生の質問に対して、「研修医の先生にPALSはハードル高いから、まずは小児の咳嗽診療ガイドラインでいいんじゃないかな。できればもっとわかりやすくリメイクしたいけど」と岡本先生は答えた。

[注2] 痙性クループは、夜間に発症することが多い。発症は突然で、症状の持続時間は短く、医療機関を受診する頃には症状が治まっていることもある。発熱は通常ないが、軽度の風邪症状（鼻汁など）がみられることはある。発作は同じ夜に繰り返されることもあれば、2〜4日連続して起こることもある。繰り返すことも多い。好発年齢は生後6カ月から3歳で、これはウイルス性クループと同じである。痙性クループには家族的な素因がある可能性があり、アレルギーの家族歴を有する小児に多くみられる。アトピー性疾患と臨床的に重なる部分があるため、「アレルギー性クループ」とよばれることもある。

[注3] 三省堂 辞書を編む人が選ぶ「今年の新語2020」の1位。切なくて泣いている様子を表す擬態語である。

Day 12

[注1] RSウイルスの流行期が10月からだったのは、2016年までの話である。2017〜2019年は7月から流行がみられ、2020年には流行がなく、2021年は4月から流行している。

[注2] 副鼻腔炎の診断基準には「without improvement」と記載されている。良くなったり悪くなったりする場合は、副鼻腔炎ではない。「悪くなったり」の部分にどうしても〔注意〕が向いてしまうが、「良くなったり」の部分も重要である。岡本先生は「良くなるときがあるということは、もちろん良いことなんですよ」と外来で説明することがある。

[注3] 300万光年はウルトラマンの故郷であるM78星雲までの距離と同じである。ちなみに、天の川の幅が1000光年、おとめ座超銀河団が1億光年である。

[注4] あえて紹介するなら、この論文を薦める[1]。夜間の咳嗽を抑え、睡眠の質を上げることが示されている。

[注5] 3種類以上の薬を同時に処方すると、仮に良くなってもどの薬が効いたのかわからず、有効性の評価が難しくなる。

Day 13

[注1] 小児科でありがちで、かつゾッとする悪いニュースの枕詞は、「昨日先生が胃腸炎って帰宅させた患者さんなんだけど……」である。

[注2] 荻野先生はRSウイルス細気管支炎の乳児を入院管理した際、入院4日目の夜間に患者家族から転院の相談を受け、ショックを受けた経緯がある。細気管支炎に対する経験不足から、自身の不安が患者家族に伝染したためだと反省した。

[注3] 保育園に通うと上気道炎リスクが約2倍になると報告されている[2), 3)]。きょうだいがいると下気道炎リスクが1.54倍になる[4)]。

Day 14

[注1] クリーチャーは「想像上の生き物」を指すが、荻野先生はハリーポッターに登場するブラック家の屋敷しもべ妖精「クリーチャー」をイメージしてこの言葉を使ったようである。

[注2] 亜急性壊死性リンパ節炎は1972年に菊池らにより報告された疾患で、菊池病ともよばれる。数週間の頸部リンパ節腫脹と発熱を訴える。白血球数が低下し、LDHの上昇がみられれば、本疾患が疑われる。

[注3] 岡で始まる苗字ランキングは、1位岡田、2位岡本、3位岡崎と続き、「岡原」は19位である。岡原さんは全国に3700人とされ、比較的珍しい苗字である。

Day 15

[注1] スギ花粉は夏から秋にかけて作られ、通常、冬を越して春になってから放出される。だが、冬に入る前に、たくさん作られた花粉の一部がこぼれるようにして飛散する現象が起きる。これが秋のスギ花粉症である。飛散量自体は春に比べて少ないが、およそスギ花粉症患者の30〜50%が10〜12月に軽度の鼻炎症状を感じるといわれている。

[注2] 疲労やストレスが背景、悪化因子となった「特発性蕁麻疹」と考えられる。一方で、岡本先生という特定刺激により皮疹が誘発できる「刺激誘発型蕁麻疹」とも考えられ、鑑別に苦慮する症例である。

[注3] UpToDateには「患者教育」という項目がある。読んでみると、海外の小児科外来を覗き見したような感覚になれて、なかなか面白い。

[注4]「野球は9回2アウトから」という格言があり，「最後まで諦めてはいけない」という意味で使われる。このあとのセリフからも荻野先生が全然諦めていないことがわかる。

[注5] 2つのことを同時に考えるのは，歩きスマホと同じでお勧めしない。主訴が複数あるときでも，一つずつ順に考えていけば大丈夫である。

引用文献

1）Cohen HA, et al：Pediatrics, 130：465-71, 2012
2）Louhiala PJ, et al：Am J Public Health, 85：1109-1112, 1995
3）Nesti MM, et al：J Pediatr（Rio J）, 83：299-312, 2007
4）Vissing NH, et al：Pediatrics, 141：e20170933, 2018

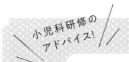

小児科研修のアドバイス！

有意義な研修には，準備が必要

　研修医の皆さんが，小児科研修に期待していることはなんですか？

　子どもをたくさん診察したい。子どもの血液検査や静脈路確保に自信をもちたい。子どものファーストタッチくらいはできるようになりたい。いろいろな期待があると思います。実現するかどうかは，とてもシンプルな2つの要素で決まります。指導医の度量と，研修医の器量です。度量とは「寛大さ」や「懐の深さ」です。器量とは「技術」や「実力」を指します。

　度量のある指導医がたくさんいる病院を選んだとしても，実際に誰が皆さんの指導医になるかわかりません。そのため，指導医の度量というのは正直ランダムです。一方で，研修医の器量は自己研鑽によって高めることができます。例えば本書を読み込んで，発熱，咳嗽，鼻汁，腹痛，下痢，嘔吐に対してイメトレしておく。『小児科ファーストタッチ』の総論を読み込んで，小児の基本的な症候学を熟知しておく。よく勉強している研修医は，指導医から見ればすぐにわかります。すると，「先生はよく勉強しているから，この患者さんをお願いね」と仕事を任せてもらえる機会が増えるでしょう。逆に，準備不足の研修医は「指導医の診療の見学」しかできません。指導医だって，不勉強な研修医に大切な患者を預けたくないのです。一から教えてもいいのですけど，小児科研修は1カ月しかないので戦力になる頃には研修が終わってしまいます。それでも一から教えつづけるには，指導医によほどの度量が必要です。

　ちなみに，私が研修医の先生方に期待していることは，「戦力になってほしい」です。研修修了時に，「（研修医の）先生がいてくれて，本当に助かったよ」という賛辞が送れたとき，おそらく研修医の皆さんも期待どおりの小児科研修ができたのだと信じています。

第3章

消化器

Q59　腹痛と嘔吐で救急外来を受診した4歳児。
バイタルサインは安定し，脱水所見はない。
まずすべきことは腹部エコー？

Q60　臍下部に痛みがある7歳児。腹痛は2日前からで，
いまは歩くと腹部全体に痛みが響くため歩けない。
食欲不振と悪心がある。体温37.8℃，白血球数12,000/μL，
好中球81％。腹部CT検査は必要？

Q61　3日前から下痢が続く2歳児。今朝，便に少量で表面的な
血液付着があった。腹痛なく，機嫌は良好，腹部腫瘤や
膨満はなく，嘔吐なく，顔色は良く，活気も悪くない。
診断は細菌性またはウイルス性胃腸炎でよい？

Q62　今朝から嘔吐している3歳児。腹痛と下痢はない。
機嫌は良く，血便はなく，腹部腫瘤や膨満はない。
腹部CT検査は必要？

Q63　腹痛と嘔吐で救急外来を受診した4歳児。
バイタルサインは安定しているが，Q59とは異なり，
口腔粘膜が乾燥しており，皮膚ツルゴールも低下している。
まずすべきことは血液検査と輸液と浣腸でよい？

解説ページ

× Day 16 ➡p136 腹痛でまずすること

○ Day 17 ➡p144 虫垂炎かもしれない腹痛

○ Day 18 ➡p150 胃腸炎らしくない下痢

× Day 19 ➡p157 注意すべき嘔吐

○ Day 20 ➡p166 脱水への救急対応

腹痛でまずすること

症例：7歳　　主訴：腹痛，嘔吐

11月22日 急激にお腹が痛くなったため受診した。

予診票：体温36.3℃（腋窩温），心拍数100回／分（覚醒時），呼吸数24回／分，SpO$_2$ 99%，待合室で嘔吐した。吐物は胃液と食物残渣で，胆汁や血液の混入はない。昨日排便はあったとのこと。

☑ **腹痛に対して，まずすべきことは？**

岡本　お腹が痛い……。

荻野　食べすぎです。おはぎ10個も食べるから。せっかくみんなで分けようと思ってたのに。

岡本　なんだい，その鑑別は。それでも先生は医者か……？

荻野　いえ，おはぎ性イレウスで診断確定です［注1］。それとも，私が試験開腹してあげましょうか？　麻酔はリドカインゼリーで十分ですよね。

あだち　えっと，腹痛の子どもで相談したいのですが……。

岡本　あだち先生，いいところに。腹痛の鑑別疾患を叫ぶんだ！　さもないと，僕がマッドサイエンティストに解剖される！

あだち　癒着性イレウス，虫垂炎，糖尿病性ケトアシドーシス，溶血性尿毒症症候群，心筋炎，心膜炎，穿孔性潰瘍，細菌性腹膜炎，外傷，便秘，胃腸炎，腹部片頭痛，胆嚢炎，胆石症，家族性地中海熱，機能性腹痛，IgA血管炎，肝炎，炎症性腸疾患，内ヘルニア，腹腔内膿瘍，メッケル憩室，卵巣捻転，膵炎，ポルフィリン症，卵巣嚢腫破裂，鎌状赤血球症に伴う血管閉塞，精巣捻転，尿路感染症，尿路結石症，異物・薬物の誤飲，腫瘍，心因性！

荻野　キモチワルイ。絶対あの本捨ててないでしょ。名前を言ってはいけないあの本を。

あだち　そんな，ヴォルデモートか鬼舞辻無惨みたいに言わなくても［注2］。

Q64

次のうち，正しいものはどれ？

a） 便秘症の診断に腹部X線検査は有効である

b） 嘔吐を伴う腹痛には浣腸をしてはいけない

c） 受診当日に排便があっても便秘症は否定できない

d） 腹痛の原因で最も多いのはウイルス性胃腸炎である

e） 腸重積症の80％で間欠的腹痛・嘔吐・血便の三徴が揃う

➡ 答えはp141

Day
16

腹痛でまずすること

腹痛で真っ先に疑うべき疾患とは？

あだち　咳のときと同じ考え方をするなら，まずは救急対応が必要な腹痛を除外します！

岡本　ふむふむ。例えば？

あだち　虫垂炎，腸重積，異物誤飲，溶血性尿毒症症候群，内ヘルニア，癒着性イレウス，細菌性腹膜炎，糖尿病性ケトアシドーシス，心筋炎，精巣捻転，卵巣捻転……。

岡本　ということは最初にすべきことは？

あだち　腹部エコー，心エコー，血液検査，尿検査，あとは一応腹部CTもします。

荻野　わざと言ってるんだよね？　それとも眠い？　チョコレート食べる？［注3］

岡本　間違いってわけじゃないでしょ。critical（致命的）でcurable（治療可能）な疾患を最初に考えるのはとても大切だよ。

荻野　でも，腹痛では圧倒的にcommonでcurableなのがあるじゃないですか。

あだち　胃腸炎ですか？　でも胃腸炎は自然に治るからcurableとはいえないか。便秘症は……でも，昨日も便は出てたのに，便秘症ってことはないですよね。

岡本　**昨日も便は出てたのに，便秘症ってことはあるよ。**救急外来で便秘症と診断された222人の小児のエピソードを検討したところ，便秘症を除外するために有用な排便頻度のカットオフは1日4回以上だった[1]。下痢でなければ便秘はありえるという解釈がいいね。

下痢がないならまず浣腸

あだち では，腹部X線検査で便貯留を確認します。

岡本 それはどうかな。便秘症診断に対する腹部X線検査の価値は，感度が60％（95％信頼区間46〜72），特異度が43％（95％信頼区間18〜71）と低く[2]，便秘症の診断に腹部X線が有用というエビデンスはない[3]。

荻野 あー，もう，イライラする。浣腸すればいいじゃない。それで腹痛が良くなれば便秘症。それだけでしょ。

岡本 そうだね。4,394人の腹痛を訴えた児のうち，1,020人が便秘症だったという報告がある[4]。便秘症は小児の腹痛の原因の最多だ[5]。**小児科外来における腹痛診療は，下痢がないならまず浣腸だよ。**たとえ嘔吐があっても便秘症はありえる。むしろ，浣腸して20〜30分後に腹痛と嘔吐が治まったという経験はたくさんある。発熱している場合はさすがに便秘症だけが原因ではないけど，まずは浣腸してみて腹痛が治るかどうかみるのは大切だ。

荻野 もちろん，ぐったりしているとか，CRTが3秒以上とか，多呼吸があるとか，そういうときは浣腸している場合じゃないよ？　でも今回みたいにバイタルサインが落ち着いてる場合の腹痛は，まずは浣腸だよ。

あだち 腹痛は，重症度項目に該当せず，下痢がなければ，まず浣腸なんですね。

Q65
腸重積症を疑う所見として誤っているものはどれ？

a）腹部膨満　　b）顔面蒼白　　c）ぐったりしている

d）腹部を反らせるようにして泣く　　e）右下腹部の空虚感

⇒ 答えはp141

腸重積症の疑い方

あだち 腹部エコーは，まずすべきことではないんですか？　小児の腹痛は，やっぱり腸重積が怖いんです。

岡本 今回の患者さんは7歳だから，腸重積ではないだろうけどね。もちろん例外はあるけど。荻野先生は，まだ腸重積怖い？

表1 小児腸重積症を疑う基準（試案）

A	■ 腹痛ないし不機嫌 ■ 血便（浣腸を含む） ■ 腹部腫瘤ないし膨満
B	■ 嘔吐 ■ 顔面蒼白 ■ ぐったりとして不活発 ■ ショック状態 ■ 腹部単純X線で腸管ガス分布の異常
C	■ 注腸造影，超音波，CT，MRIなどの画像検査で特徴的所見

疑診：「Aから2つ」「Aから1つ＋Bから1つ」「Bから3つ以上」のいずれかで疑診。ただし腹痛や不機嫌が間欠的（15～20分おき）である場合は，それだけで疑診。

確診：疑診に加え，さらにCを確認したもの。

〔日本小児救急医学会・監：エビデンスに基づいた小児腸重積症の診療ガイドライン．へるす出版，p18, 2012より〕

Day

16

腹痛でまずすること

荻野 3年目のときは，そうだったかもです。でも，診断から治療まで小児科で完結できる数少ない疾患なので，いまは結構好きですね［注4］。

岡本 プライマリケア医を目指すあだち先生は，どこまで腸重積診療ができるようになるべきなんだろうね。

荻野 まずは，腸重積を疑えるかどうかじゃないですか？ 「おなかいたいよぉー」って，3歳未満はなかなか言わないですし。

岡本 確かに，腸重積の診断が難しいのはエコーテクニックじゃないね。腹痛に気付くことだ。困ったことに**腸重積の好発年齢は3歳未満なんだ**よね。でも安心して。腹痛がわからなくても腸重積を疑う基準がある［表1］。

年齢に応じた腹痛の診かた

荻野 どうですか，あだち先生。頭は爆発してませんか？

あだち 大丈夫です。小児の腹痛は，下痢がなければまず浣腸。3歳未満の腸重積は腹痛がわからないときがあるけど，疑う基準がある。

岡本 これで小児のcurableな腹痛のなかで，最もcommonな便秘症と，比較的commonで究極的にcriticalな腸重積について勉強できた。あとは，年齢別に多い腹痛疾患を頭に入れておけば完璧だ。

あだち 「腸重積は3歳未満」という感じですか？

表2　年齢による腹痛の鑑別疾患

年齢	疑われる疾患	すべきこと
全年齢	便秘症	下痢がなければ，まず浣腸する。
	心筋炎	不自然なほどの循環不良，発熱では説明がつかないほどの頻脈，肝腫大があるときは，心電図と心エコー検査をする。
1歳未満	鼠径ヘルニア嵌頓	鼠径部までしっかり診る。
6歳未満 （特に3歳未満）	腸重積症	小児腸重積症を疑う基準［表1］に該当するときは腹部エコーをする。
3〜10歳	IgA血管炎	足までしっかり診る。 Dダイマーの上昇，XIII因子の低下がヒントになる。
4歳以上	虫垂炎	浣腸に反応しない腹痛には血液検査し，アルバラードスコアをつける［➡ Day 17 p146]。
6歳以上（女児）	卵巣捻転	浣腸に反応しない下腹部痛であれば腹部CTを撮り，卵巣嚢腫がないか確認する。
11歳以上（女子）	妊娠	浣腸に反応しない腹痛であれば尿中hCGを測定する（妊娠の可能性を児に聞いても，児は教えてくれない）。
12歳以上（男子）	精巣捻転	陰嚢までしっかり診る。

岡本　そう，それ。簡単にまとめてみよう［表2]。

あだち　今回は7歳ですから……ああ，足を診てませんでした［注5]。

岡本　"なんでも風邪にみえてしまう病"については以前言ったけど［➡ Day 1 p5]，腹痛についても"なんでも胃腸炎にみえてしまう病"にならないように注意が必要だ。IgA血管炎や精巣捻転については語りだすとすごく長くなるから今回はやめておくけど，1歳未満の鼠径部，3〜10歳の足，12歳以上の陰嚢は必ずチェックしよう。

荻野　下痢があって痛みが自制内な場合は胃腸炎であることが多いけど，胃腸炎と診断する前に「他の病気の可能性はないかなー」って立ち止まることが大切だよね。

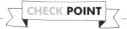
CHECK POINT

☑ 小児の腹痛は，重症度項目を確認したうえで，まず浣腸を行う。

☑ 重症度項目に該当せず，下痢さえなければ，受診当日や前日に排便があっても，浣腸する。

Q64
の答え

c) 受診当日に排便があっても便秘症は否定できない

便秘症診断に対する腹部X線検査の価値は，感度が60％（95％信頼区間46～72），特異度が43％（95％信頼区間18～71）と低い[2]。

便秘が原因で嘔吐することはあり，浣腸後の排便によって20～30分以内に腹痛と悪心が治まる。浣腸をしても改善がない場合や，いったん改善後もすぐに腹痛を認める場合は，腸重積症や虫垂炎の除外が必要である。

腹痛の原因で最も多いのは便秘症である[5]。

腸重積症で間欠的腹痛，嘔吐，血便の三徴が揃うのは10～50％である。三徴は揃わないことのほうが多いと覚えておく[6]。

Q65
の答え

d) 腹部を反らせるようにして泣く

腹部膨満，顔面蒼白，ぐったりしているは腸重積症を疑う基準に含まれる（詳しくは表1参照）。腸重積症による腹痛では，足を「く」の字に曲げて，ひざを抱え込んで不機嫌になることがある[6]。腹部を反らせると痛みが増強するので，この体勢を取ることは少ない。右下腹部の空虚感はDance徴候として有名だが，腸重積症の10％でしかみられず，あまり有用な所見ではない[6]。

ここだけは外してほしくない

現場での落としどころ ➡ **腸重積症を疑ったらすぐに紹介を**

小児の腹痛診療に対する考え方について，UpToDateにはこのように書かれています[7]。

> 典型的な原因は便秘，胃腸炎などの軽症で自己限定的なものである。臨床医の仕事は，まれではあるが生命を脅かす可能性のある腹痛患者を特定することである。診断は，子どもの年齢と臨床的特徴（すなわち，関連する症状や身体検査所見）から示唆されることが多い。

腹痛は外科疾患が鑑別にあがるため，多くの小児科医が苦手意識をもっています。咳や鼻水よりも，腹痛はハードルが高いです。それでも，下痢がなく浣腸によって改善し再燃がなければ便秘症ですし，下痢を伴っていて痛みが自制内であれば胃腸炎であることがほとんどです。

プライマリケアの現場では，便秘症と胃腸炎を積極的に見出してもらうとともに，便秘症と胃腸炎ではなく，「表1 小児腸重積症を疑う基準」に該当する6歳未満（特に3歳未満）の子どもについては，小児科医にご紹介いただければと思います。

Day
16

腹痛でまずすること

◆ **腹痛** ➡ p32

「急激にお腹が痛くなってきた」というケースは緊急を要する疾患かもしれないので，必ず受診させる。3歳未満は「お腹が痛い」と言えないが，保護者はわが子のお腹が痛いかどうか大抵わかる。1歳未満であっても「どこか痛そう」と母親が気付くことがある。

◆ **便秘症** ➡ p32〜33

左腹部が痛むときは便秘症，右腹部が痛むときは腸重積症を思わせるが，例外も多いので過信してはいけない。

浣腸後の便は必ず見ること（学童期以降の女子なら浣腸および観便は女性の医師や看護師に行ってもらう）。血便があるなら細菌性腸炎か腸重積症である（IgA血管炎も血便はあるが，紫斑がない状況で診断することは不可能）。

◆ **腸重積症** ➡ p32, 34, 235〜237

腸重積症の好発年齢は6歳未満（特に3歳未満に80〜90％と好発し，65％が1歳未満）であり，啼泣や嘔吐が主訴で，外来の待合室で泣いているケースは腸重積症である。

疑わしきは放置せず，積極的に腹部エコーする。たとえtarget signが見つからなくても，間欠的腹痛または間欠的不機嫌があり腸重積症を否定できなければ，診断的に注腸造影をする。なお，ショック症状，腹膜炎症状，腹部X線で腸管遊離ガスを認めるときは重症であり，観血的整復ないし腸管切除の適応となる。このときばかりは診断的な注腸造影をしてはならない。

◆ **精巣捻転** ➡ p35〜36

精巣捻転は25歳以下の男子の1/4,000に生じ，12〜18歳での発症が最多。発症は突然で，陰嚢に強い痛みと発赤を生じる。就寝後1〜2時間で起きることが多い。「陰嚢が痛い」とは恥ずかしくて言えないこともあるので，腹痛では必ず陰嚢を診る。発症後6〜8時間で壊死が進行するので，緊急手術が必要。すぐに泌尿器科に紹介または転院させる。

◆ **卵巣捻転** ➡ p36

卵巣捻転はどの年齢でも起こりえるが，特に6歳以降の女児の鋭い下腹部痛では鑑別に加える。腹部単純CTにて卵巣嚢腫があれば婦人科に相談する（正常卵巣の捻転はきわめてまれ。7例中すべてに卵巣嚢腫があったという報告もある）。

◆ **妊娠** ➡ p36

11歳以上の女子の下腹部痛では妊娠を鑑別疾患に加え，妊娠反応検査を行う（筆者は一度だけ中学生女子の妊娠による腹痛を経験している。児は自分から妊娠の可能性を言わない。気付いてあげることが大切）。

引用文献 ⋯⋯⋯

1） Diamanti A, et al : Incidence, clinical presentation, and management of constipation in a pediatric ED. Am J Emerg Med, 28 : 189-194, 2010 [PMID : 20159389]

2） Reuchlin-Vroklage LM, et al : Diagnostic value of abdominal radiography in constipated children: a systematic review. Arch Pediatr Adolesc Med, 159 : 671-678, 2005 [PMID : 15997002]

3） Beinvogl B, et al : Are We Using Abdominal Radiographs Appropriately in the Management of Pediatric Constipation? J Pediatr, 191 : 179-183, 2017 [PMID : 29173303]

4） Norbedo S, et al : Acute Abdominal Pain: Recognition and Management of Constipation in the Emergency Department. Pediatr Emerg Care, 33 : e75-e78, 2017 [PMID : 28632578]

5） 土肥直樹：腹痛；機能性便秘症を中心に．レジデントノート，19：177-181，2018

6） 日本小児救急医学会・監：エビデンスに基づいた小児腸重積症の診療ガイドライン．へるす出版，pp18-27，2012

7） Mark I Neuman : Causes of acute abdominal pain in children and adolescents. UpToDate, 2019（Last updated Aug 30）

Day
16

腹痛でまずすること

虫垂炎かもしれない腹痛

症例：5歳　　主訴：腹痛

11月23日 お腹が痛いため休日診療所を受診した。 浣腸によって腹痛が和らいだ
　　　　　ため，整腸薬を処方され帰宅した。 帰宅後にまた腹痛が出現した。
　　24日 腹痛が続いた。 発熱が出現し，朝ご飯を食べなかった。 かかりつけ医
　　　　　を受診した。 腹部エコーでtarget signなし。 白血球数12,000/μL，
　　　　　好中球81%，CRP 1.2mg/dL。 当院を紹介され，受診した。

予診票：体温37.9℃（腋窩温），心拍数130回/分（覚醒時），呼吸数30回/分，
SpO_2 98%。 腹痛の場所は「ぜんぶいたい」と言うためはっきりしない。 お腹を触
ろうとすると嫌がるため，反跳痛ははっきりしない。

☑ このケースに，腹部CT検査は必要だろうか？

5歳以下の虫垂炎は難しい

あだち ……。

荻野 どうしたの，しょんぼりして。

あだち さっき診た患者さん，胃腸炎だと思ったんですけど，虫垂炎だったん
です[注1]。岡本先生が「CT撮ったほうがいいよ」って言ってくれたか
ら見逃さずに済んだんですけど，僕一人だったら診断が遅れてました。

荻野 そう。それはしょんぼりするね。

あだち はい。子どもは比較的元気そうにみえたんですけど。岡本先生には「小
児で見た目は大切だよ。だけど，あえてこの言葉をあだち先生に贈ろ
う。小児は見た目に惑わされるな」って言われました[注2]。

荻野 わー，言いそう。真逆なのにねー。でも確かに，子どもから正確な所
見を取るのって小児科医でも難しいから。

あだち ……僕に子どもを診るのは無理です。

荻野 そんなことないよ。先生はまだ経験不足なだけ。それにほら，先生は1
本の葦にも満たない，無力なポンコツだけど，きちんと報告・連絡・
相談をするじゃない。今回も岡本先生にきちんと相談したから，虫垂
炎を見逃さなかったんでしょ？ えらいえらい，えらいよー？ だから
これあげる！

あだち 何ですか，これ。ミッフィーのボールペン？

荻野 これは治療だ！

あだち ありがとうございます，僕の医者人生が続く気がしました。

Q66

8歳の男児。腹痛を主訴に母親に連れられて来院した。昨日午後の授業中におなかが痛くなり早退した。帰宅したら腹痛は治まり，いつも通り夕食を食べて入眠したが，今朝おなかが痛くて目が覚め，痛みが続くため受診した。

急性虫垂炎を鑑別するために患児に尋ねる有用な質問はどれか（第111回医師国家試験F17）。

．．

a）「学校に行くのは楽しいかな」

b）「おなかのどこが痛いのかな」

c）「うんちは1日に何回するの」

d）「昨日の給食は何を食べたの」

e）「おなかを痛がっているお友だちはいるかな」

⇒ 答えはp148

Day
17

虫垂炎かもしれない腹痛

荻野 「小児は見た目に惑わされるな」って言っても，5歳の虫垂炎は難しいよ。岡本先生は「虫垂炎は4歳以上で疑いなさい」とか言うけどさ，虫垂炎のうち6歳未満が占めるのはたった5%未満だから超レアだし[1]，6歳未満の虫垂炎ってなかなか診断できないから半数以上（最大57%）が診断時に穿孔してたらしいし[1]。

あだち 荻野先生だったらCT撮ってましたか？

荻野 うーん，わかりません。その子を診てピピッときたら撮るかもだけど。

あだち やっぱり「ピピッと」なんですね[⇒ **Day 2** p9，⇒ **Day 4** p28]。僕はピピッとこないんです。

荻野 うそうそ，冗談だよ。アルバラードスコア[表1]っていうのがあるから[2]，それで考えてみよ？

表1　虫垂炎のスコア（アルバラードスコア）

	所見	スコア
A	心窩部から右下腹部への痛みの移動	1点
B	食欲不振	1点
C	悪心・嘔吐	1点
D	右下腹部の圧痛	2点
E	反跳痛	1点
F	37.3℃以上の発熱	1点
G	白血球数10,000/μL以上	2点
H	好中球分画75%以上	1点

3点以下：虫垂炎は否定的（感度95%）
7点以上：急性虫垂炎が強く疑われる（陽性的中率72%）

〔Alvarado A：Ann Emerg Med, 15：557-564, 1986より〕

アルバラードスコアのグレーゾーンをどうするか

あだち　アルバラードスコアを見てみると，さっきの子は「食欲不振」と「37.3℃以上の発熱」，「白血球数10,000/μL以上」，「好中球分画75%以上」は当てはまるので，5点ですね。

荻野　3点以下では虫垂炎は否定的だし，7点以上の場合は急性虫垂炎を疑ってCTを撮るけど，4～6点になったときは迷っちゃうよねー。腹痛から24～48時間後に発熱するっていうのは，虫垂炎っぽいけどさ[1]。でも積極的に疑うためには，**右下腹部痛**か**反跳痛**が欲しいなあ。

あだち　お腹を触ろうとすると嫌がるので，よくわかりませんでした。成人だったらMcBurney点［注3］の圧痛がポイントなんですが……。

荻野　5歳だとそういうことがあるよね。むしろ岡本先生はどうしてCTを撮ったのかな。

あだち　臨床経験の差，でしょうか。

荻野　私の「ピピッと」と同じじゃない。もういいや，本人に直接聞こう。岡本せんせー。

岡本　呼んだ？　呼んだよね？　[注4]

あだち　いつからいたんですか？

岡本　最初からいたよ．さて，2人は僕の安楽椅子探偵ぶりに驚いているよう
　　　だけど，実はちょっとしたトリックがあるんだ．あだち先生が診察した
　　　後，僕は患者さんのお腹を触ったんだ．右側を触ったときに顔をしか
　　　めたから，右下腹部痛があると思った．あと反跳痛はわからなかった
　　　けど，**筋性防御はありそうだったよ**．こういうとき僕は「反跳痛あり」
　　　と解釈している．だからアルバラード8点，CTを勧めたってわけ．

荻野　まったく安楽椅子探偵じゃないですね．私が知らない事実を知ってい
　　　るのは反則です．

あだち　でも，僕には右下腹部痛がわかりませんでした．あのまま帰宅させて
　　　しまっていたら，と思うとぞっとします．

岡本　UpToDateにも書いてあるけど，虫垂炎で穿孔が起きるのは一般的に
　　　は72時間後だよ[1]．だから，**先生があのまま帰宅させていたとしても，
　　　翌日再診していればまず大丈夫だ**．翌日には反跳痛や嘔吐が出てきて，
　　　あだち先生でも7点だと思ったかもしれない．もちろん，お腹が痛いの
　　　が1日延長するのは，その子にとってはとても可哀想なことだけどね．

グレーゾーンのときに腹部CTを撮るべきか

荻野　アルバラードスコア4～6点のとき，CT撮ります？

岡本　まず，アルバラードスコアをつけるためには血液検査が必要だ．血液
　　　検査のタイミングは簡単で，**浣腸しても腹痛が軽快しない場合や，いっ
　　　たん改善したけど再燃した場合に採血すればいい**．これでアルバラー
　　　ドスコアが4～6点になったときなんだけど……腹部CTを撮るかどう
　　　かは正直迷うよ．ただ，アルバラードスコアのうち，**右下腹部の圧痛
　　　と反跳痛は「虫垂炎らしさ」がある所見**だから，アルバラードスコアが4
　　　～6点でも僕はCTを撮るし，休日診療所などでCTが撮れない状況な
　　　ら撮れる病院に紹介している．右下腹部の圧痛と反跳痛がないときは
　　　翌日再診してもらって，やっぱり腹痛が強い場合はCTを撮るね．

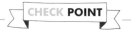

CHECK POINT

☑ 腹部CTのタイミングは，4歳以上の腹痛でアルバラードスコアが7点以上のときである。

☑ アルバラードスコアが4〜6点のときは右下腹部の圧痛または反跳痛があれば腹部CTを考慮する。右下腹部の圧痛と反跳痛がないときは翌日再診させる。

Q66 の答え

b）「おなかのどこが痛いのかな」

8歳であれば，お腹のどこが痛いのかは言える。虫垂炎を疑ううえで，右下腹部痛はとても大切な所見である。一方で，虫垂の位置によっては，腹痛の場所が臍下であることも経験するので，「右下腹部痛でなければ虫垂炎ではない」と考えるのは危険である。

幼児では，痛みの場所を訴えられない場合がある。腹部を触ったときの表情から圧痛の場所が推測できる。反跳痛は筋性防御で代用できることがある。

ここだけは外してほしくない

現場での落としどころ ➡ **良くならない腹痛は要注意**

虫垂炎は成人でもありえる疾患ですから，慣れている方も多いと思います。ですが，小児の虫垂炎の腹部検査所見は年齢によって大きく異なり，しばしば古典的な所見がないことが多いです[1]。例えば，心窩部から右下腹部への痛みの移動という所見は12歳以下では通常ありません[1]。こうした点からも虫垂炎の除外はなかなか難しく，ある程度システマティックに行ったほうがいいかもしれません。

本症例を診たかかりつけ医の先生は，浣腸した後に腹痛が再燃したために血液検査をしています。その結果，アルバラードスコアが4点を超えたので，当院に紹介してくださいました。小児用の虫垂炎のスコアとしてpediatric appendicitis score（PAS）というのもありますが，有用性に差はないため，成人も診るプライマリケア医の先生にとっては普段から使い慣れているアルバラードスコアが適切だと思います。

詳しくは『小児科ファーストタッチ』をCHECK！

◆ 虫垂炎 ➡ p35

腹痛の児を診る場合，少なくとも血液検査項目以外のアルバラードスコアを必ずつける。

右下腹部痛や腹膜刺激症状を認める場合は，白血球や好中球分画を評価するために必ず血液検査をする。7点以上なら腹部CTを必ず撮影する。4〜6点の場合CTは必須ではないが，虫垂炎の可能性を常に念頭に置きながら診療する。

引用文献

1）David E Wesson, et al : Acute appendicitis in children: Clinical manifestations and diagnosis. UpToDate, 2019（Last updated Oct 23）

2）Alvarado A : A practical score for the early diagnosis of acute appendicitis. Ann Emerg Med, 15 : 557-564, 1986 ［PMID : 3963537］

3）Samuel M : Pediatric appendicitis score. J Pediatr Surg, 37 : 877-881, 2002 ［PMID : 12037754］

Day
17

虫垂炎かもしれない腹痛

Day 18 胃腸炎らしくない下痢

症例：**3歳**　　主訴：**下痢**

11月21日 下痢が出現した。

22日 近医を受診した。胃腸炎と診断され，ビフィズス菌製剤（ビオフェルミン®）を処方された。

25日 下痢が続くため，当院を受診した。排便は1日4～5回。保育園での感染症の流行はない。

予診票：体温36.6℃（腋窩温），心拍数120回/分（覚醒時），呼吸数28回/分，SpO_2 99%。おむつに持参した便は水様便から軟便で，血液の混入はない。腹痛なし。口腔粘膜の乾燥はなく，皮膚ツルゴールの低下なし。

☑ **下痢に対して，どのようにアプローチすればいいか？**

下痢があればほぼ胃腸炎

あだち 春はロタ，夏はエンテロ，冬はノロ［注1］。

岡本 素晴らしい！　秋以外の季節が入ってる。まさに「飽きない」俳句だ！

荻野 私は飽き飽きしてます，そのノリに。

Q67
ノロウイルス感染症について誤っているものはどれ？

a）原因が判明した食中毒のなかでの患者数は第1位であり，食中毒対策として食前加熱が有効である

b）先進諸国ではウイルス性胃腸炎の原因として第1位である

c）ワクチンが定期接種に位置づけられている

d）検査で保険適用できるのは，3歳未満と65歳以上である

e）嘔吐・下痢は1～3日で治るが，ウイルスの排出は下痢の消失から3～7日後まで持続する

⇒ 答えはp153

あだち 下痢以外に所見がなく，ウイルス性胃腸炎だと思うんですが，いざ診断しようとすると自信がなくて。

岡本 腹痛や嘔吐の鑑別疾患は多種多様で，見逃してはいけないような重症
疾患も多いけど，**下痢があればほぼ胃腸炎だ**。もちろん，先生の……
なんだっけ，例のあの本には，中耳炎，消化管アレルギー（新生児－乳
児食物タンパク誘発胃腸炎），甲状腺機能亢進症，副腎不全，抗菌薬関
連の下痢，乳糖不耐症などが載ってるかもしれないけど。

あだち 他には，果糖やソルビトールの過剰摂取，飢餓状態，尿路感染症，サ
ルモネラ菌や黄色ブドウ球菌の毒素原性株による敗血症，腸管出血性
大腸菌による溶血性尿毒症症候群，虫垂炎，短腸症候群，クローン病，
囊胞性線維症，セリアック病，先天性腸性肢端皮膚炎，重症複合免疫
不全，HIV感染，副甲状腺機能低下症，腫瘍，心因性が書いてあります。

岡本 期待を裏切らないね。逆に，すごい本なのかもしれない。

胃腸炎らしくない下痢の見分け方

荻野 下痢だけなんですから，ウイルス性胃腸炎でしょう。だからこの話は，
ここでおしまいなんだよ，あだち先生。

あだち ですけど，UpToDateには下痢の小児に対するアルゴリズム表があり
ます[1]。これに従うとたくさんの鑑別疾患が出てきてしまいます。

荻野 え，そんなのあるの？　ちょっと見せて……わー，すごく複雑！

岡本 確かにこれは使いにくいね。荻野先生，例によってわかりやすいフロー
チャートを作れる？

荻野 いまの私が作ると，「下痢がある→ウイルス性胃腸炎」になってしまい
ますけど。

岡本 それはさすがに安直すぎる。**発熱の有無や，血便や粘液便の有無は大
切な特徴だ**[1]。また**1カ月以上続く下痢も，ウイルス性胃腸炎とはいえ
ない**[1]。

荻野 はいはいわかりました。こんな感じでどうですか？ ［図1］

岡本 荻野先生には特別なセンスがあるね。僕にはないセンスだ。これなら
中耳炎や尿路感染症による下痢であっても見つけられる。

荻野 大したことじゃないです。

岡本 それにひきかえ，僕にはギャグセンスくらいしかない。

荻野 それは本当に大したことないですね。

Day
18

胃
腸
炎
ら
し
く
な
い
下
痢

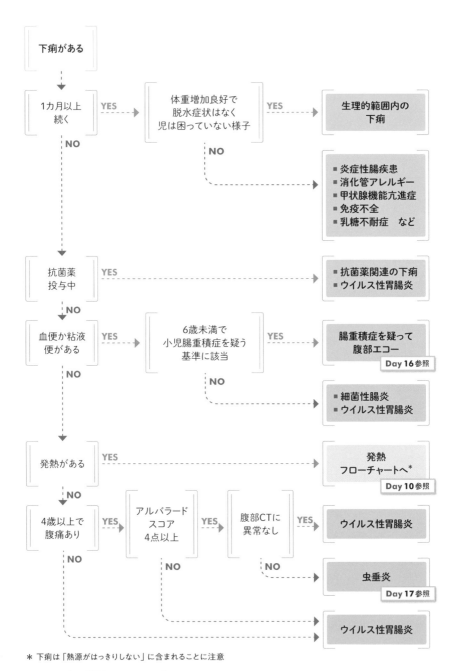

＊ 下痢は「熱源がはっきりしない」に含まれることに注意

図1　下痢の鑑別フローチャート

あだち このフローチャートに沿っていくといま来ている患者さんは，全部「NO」です。これで，自信をもってウイルス性胃腸炎と言えます。

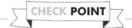

CHECK **POINT**

- ☑ 主訴に下痢があれば，ほとんどがウイルス性胃腸炎である。
- ☑ 一方で，下痢が1カ月以上続く，抗菌薬投与中，血便または粘液便がある，発熱がある，4歳以上で腹痛がある場合は，ウイルス性胃腸炎ではない可能性について考えなければならない。

Q67 の答え **c）ワクチンが定期接種に位置づけられている**

　かつて年間50万人の子どもがロタウイルス胃腸炎で死亡していた時代があった[2]。だが，ワクチンによりロタウイルス感染症は激減している。ロタウイルスワクチンが普及している先進諸国では，ノロウイルスがロタウイルスを抜いて最も一般的なウイルス性胃腸炎となっている。わが国でも2020年10月からロタウイルスワクチンが定期接種化された。生後6週以降に，通常は生後2カ月から経口投与で接種する生ワクチンである。ロタリックス®（2回接種）とロタテック®（3回接種）とがあり，効果は同等である。

　ノロウイルス迅速検査の保険適用は，3歳未満と65歳以上である。特別な治療があるわけではないが，地域の流行を知るためにも，11〜翌2月における3歳未満のウイルス性胃腸炎に対しては検査をしてよい。

　潜伏期間は12〜48時間で[3]，嘔吐や下痢は1〜3日で治るが[3]，ウイルスの排出は下痢の消失から3〜7日後まで持続する[4]。

ここだけは外してほしくない

現場での落としどころ ➡ **小児の下痢に，止痢薬はNG**

　下痢のほとんどがウイルス性胃腸炎であり，脱水やおむつかぶれなどに気配りしながら自然に治るのを待つという方針となります。プライマリケアの現場でも，対応しやすい主訴の一つといえるでしょう。本項を通じて，さらに下痢診療への自信を深めていただければ幸いです。

　下痢に対する投薬はなかなか難しいです。少なくとも，止痢薬であるケイ酸アルミニウム（アドソルビン®），タンニン酸アルブミン，ロペラミド（ロペミン®）は小児の下痢症では使用しません。病原体の排泄を遅らせる危険性があるからです[5]。

　整腸薬の効果ははっきりしません。2010年のコクランレビューでは8,014人（63試験，そのうち56試験は小児の研究）に対する乳酸菌製剤治療のまとめが書かれています[6]。これによると，乳酸菌製剤は下痢の期間を平均24.8時間短縮し，4日以上の下痢持続の割合を0.41倍にし，発症2日目の

便の回数を平均0.8回減少させました。経口補水療法と併用した乳酸菌製剤は安全で，胃腸炎の下痢を改善させ，明確で有益な効果があると考えられています。一方で，2018年の大規模研究では，整腸薬の効果は確認できませんでした[7), 8)]。私は「整腸薬は絶対に飲まなければならないというわけではないが，無理なく飲めるのであれば飲んでもよい薬」という解釈をしています。

詳しくは『小児科ファーストタッチ』をCHECK！

◆ **下痢に対する基本姿勢** ➡ p43

急性の下痢があれば嘔吐があってもなくても，まずウイルス性胃腸炎である。抗菌薬内服をしているのであれば薬剤性もありうる。他にアレルギー性，甲状腺機能亢進症，副腎不全，腫瘍，心因性などが鑑別にあがるが，筆者は「ひづめの音が聞こえたら，シマウマではなく馬を探せ」の原則から「急性の下痢はまずは胃腸炎」と考えるようにしている。

引用文献

1) Gary R Fleisher : Approach to diarrhea in children in resource-rich countries. UpToDate, 2019 (Last updated Aug 14)

2) Robert M. Kliegman, 他・著；衞藤義勝・監：ネルソン小児科学 原著第19版．エルゼビア・ジャパン，pp1328-1332, 2015

3) 五十嵐隆・編：小児科診療ガイドライン－最新の診療指針－第3版．総合医学社，pp81-85, 2016

4) 国立感染症研究所：ノロウイルス感染症とは
（https://www.niid.go.jp/niid/ja/kansennohanashi/452-norovirus-intro.html）

5) 吉田 真：下痢・嘔吐．小児科診療，77：1389-1393, 2014

6) Allen SJ, et al : Probiotics for treating acute infectious diarrhoea. Cochrane Database Syst Rev, 11 : CD003048, 2010 [PMID : 21069673]

7) Schnadower D, et al : Lactobacillus rhamnosus GG versus Placebo for Acute Gastroenteritis in Children. N Engl J Med, 379 : 2002-2014, 2018 [PMID : 30462938]

8) Freedman SB, et al : Multicenter Trial of a Combination Probiotic for Children with Gastroenteritis. N Engl J Med, 379 : 2015-2026, 2018 [PMID : 30462939]

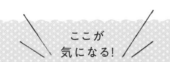

ここが
気になる!

子ども診療のギモン

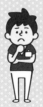

そもそも下痢ってどう定義
されているんですか?

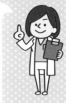

　WHOは,「1日に3回以上の緩い便また
は水様便が出る場合」を下痢と定義してい
るね。でも,母乳栄養児は1日平均3回の
排便があるし,多い子は4〜5回すること
もある。便通は個人差が大きくて,「ここ
が正常範囲!」というのは難しい。結局の
ところ,いつもよりも便の回数が増えて,
水様または粘液様になって,さらに子ども
が困っている感じがするときが下痢なん
じゃないかな。

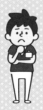

血便について,もう少し
詳しく教えてください!

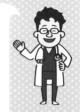

　「血便というと細菌性!」と思っちゃうか
もしれないけど,ウイルス性胃腸炎でも最
大で10%が血便を認めるんだ。「便に少量
で表面的な血液付着があっただけなら,心
配しなくて大丈夫」ってUpToDateにも書
いてある[1]。
　あと,生後6カ月未満の母乳栄養児に多
いのが,リンパ濾胞過形成(リンパ濾胞増
殖症)だ。大腸のリンパ節が母乳に含まれ

るさまざまな物質に対して反応し，腫大する。その過程で大腸粘膜が破れ，出血することがある。便に線状の出血が混じることで気付かれる。この出血には痛みは伴わず，児は元気だ。数カ月の経過で，自然に治るよ[2]。

引用文献

1）Gary R Fleisher：Approach to diarrhea in children in resource-rich countries. UpToDate, 2019（Last updated Aug 14）
2）内田正志：下血（血便）．小児内科，44（増）：64-65，2012

注意すべき嘔吐

症例：**4歳**　　主訴：**嘔吐，傾眠**

11月24日 元気がなくなってきたように母親は感じた。 食欲が低下した。
　　　25日 嘔吐が出現した。 夜から呼吸が荒くなった。
　　　26日 嘔吐が持続し，ぐったりして眠りがちになってきたため近医を受診。 当
　　　　　 院を紹介された。

紹介状に記載された所見：体温36.6℃（腋窩温），心拍数140回／分（睡眠時），呼吸
数40回／分，SpO_2 99%。 傾眠状態だが，痛み刺激には反応する。 皮膚の緊張
度は著しく低下している。 深部腱反射は減弱。

☑ **嘔吐に対して，どのようにアプローチすればいいか？**

あだち 荻野先生。嘔吐の子どもがもうすぐ来ます。だから，いつものようにフ
　　　 ローチャートを出してください。

荻野 仕方ないなあ，あだち先生は［注1］。

岡本 のび太くんと，それを助けるドラえもんみたいだね。

荻野 はい，あだち先生。新しい脳よ。

岡本 違った，多分これバタコさんだ。

Q68

生後8カ月の乳児。嘔吐を主訴に来院した。昨日の午後から夜ま
でに3回嘔吐した。本日は嘔吐はない。水様性下痢を4回認める。
水分を欲しがっている。意識は清明。あやすと笑う。体温37.1℃。
心拍数80回／分，整。心音と呼吸音とに異常を認めない。腹部
は軽度陥凹し，腸雑音は軽度亢進している。食事療法として適切
なのはどれか（第103回医師国家試験B44）。

a）母乳をやめる

b）人工乳を2分の1に薄める

c）人工乳に砂糖を5%添加する

d）食塩を添加した粥食とする

e）下痢が消失するまで糖水のみとする

→ 答えはp162

嘔吐だけで胃腸炎と診断してもよい？

あだち 下痢があれば胃腸炎かなって思うのですが。

荻野 ウイルス性胃腸炎は嘔吐から始まって，次第に下痢に移行することが多いけどねー。

岡本 そこが嘔吐診療のとても難しいところだ。**下痢がなければ簡単に胃腸炎と診断してはいけない**。でも，**胃腸炎はまず嘔吐から発症する**。完全な板挟みだよ。

あだち だから僕には，荻野先生の嘔吐フローチャートしかないんです。

荻野 ちょっとは自分の脳で考えてみたら？　それとも，脳が腫れて力が出ない？ ［注2］

岡本 まあ脳症や脳腫瘍は嘔吐の鑑別に入るけどね。あと頭部打撲や虐待も。

あだち いえ，これは指導だと認識しています。

荻野 そうですよ。それに私だって，もう少し優しくしなきゃって思ってるんです一応。「キミの脳はメロンパンか！？」ってセリフをぐっと飲みこんだので，むしろ褒めてほしいくらいです。

岡本 無理だよ。その努力がね，ぞっとするほど伝わらないんだ。

嘔吐で考えたい鑑別疾患

荻野 そんなことよりも嘔吐のアプローチだよ，あだち先生！

あだち はい！　必死に考えてます。ですが，嘔吐から考え出すとどうしても板挟みに……。あ，下痢や腹痛がある場合は，まずそっちから考えるというのはどうでしょうか。

岡本 なるほど，それはいいアイディアかもしれない。

荻野 そうですか？　先に下痢から考えるっていっても，下痢単独なのか，下痢＋嘔吐なのかで，脱水への注意度が違ってきますよ。

あだち 確かにそれは……。では，**嘔吐がある場合は最初に脱水徴候に注意して，必要なら点滴をすることから始める**のはどうですか。

荻野 それなら，まあ，いいけど。

岡本 なんだかPALS（小児二次救命処置）っぽいね。他にはどう？

荻野 下痢や腹痛がない嘔吐症となると，鑑別はだいぶ絞られますね。やっ

ぱり，**発熱があるかどうか**が大きなポイントです。

岡本　そうだね。発熱があれば尿路感染症や中耳炎，溶連菌感染症なども嘔
吐の原因になる。このあたりは発熱のフローチャート [➡ **Day 10** p72] で
鑑別できそうだ。あとは？

あだち　腹痛 [➡ **Day 16** p139] のときもそうでしたが，**年齢**はどうでしょうか。

岡本　いいね。特に**新生児の嘔吐**は，鑑別疾患が特殊になる。胃食道逆流症，
食物タンパク誘発性胃腸炎 (消化管アレルギー)，肥厚性幽門狭窄症，
先天奇形 (消化管閉鎖や腸回転異常，ヒルシュスプルング病などを含
む) などは，非専門医が対応するのは難しい。

荻野　小児科特有の嘔吐といえば，**アセトン血性嘔吐症**と**糖尿病性ケトアシ
ドーシス**なんかもどうでしょうか。

岡本　アセトン血性嘔吐症はまさに小児科特有だね。尿中ケトンを測る方法
もあるけど，最近は簡易測定器で血中ケトン (β-ヒドロキシ酪酸) を
調べることもできるし，糖尿病内科がある病院では院内でケトン体分
画を検査できる場合も多い。もし測れるなら，診療にうまく利用しよう。

荻野　うちの病院も，血中ケトン体分画検査ができますね。

岡本　1 型糖尿病は幼児期と 10〜13 歳にピークがあるから[1]，小児科医にとっ
ては重要な疾患だ。ケトアシドーシスとして発症することも珍しくな
い。血液ガス検査をすれば，血糖の上昇と代謝性アシドーシスから診
断できる。

あだち　アセトン血性嘔吐症も糖尿病性ケトアシドーシスも，血液検査でわか
るんですね。

岡本　当院ではそういうことになるね。もちろん尿検査で代用してもいい。

嘔吐の日数と重症度項目に注目しよう

岡本　さて，検査をする基準はどうかな。

あだち　UpToDate には，「新生児では 12 時間以上，2 歳未満では 24 時間以上，
2 歳以上では 48 時間以上，嘔吐が続く場合に血液検査をする」とありま
す[2]。発熱 4 日目は風邪らしくない経過だって最初に教えてもらいまし
たが，**嘔吐 3 日目も胃腸炎らしくない経過**だと思います。

岡本　ほほう。続けて。

あだち　もちろん，嘔吐3日目でなければ検査不要というわけではありません。**脱水徴候があれば検査を早めるべきだと思います。**

岡本　脱水徴候，というのは？

あだち　皮膚ツルゴール低下，口腔粘膜の乾燥，CRT 3秒以上とか。あとは皮膚色が蒼白だったり，具合が悪そうにみえたり，多呼吸があったり……ああ，これって重症度項目ですね。つまり，**嘔吐3日目または重症度項目に該当したときが検査のタイミングです。**

荻野　どうしたの？　今日のあだち先生，なんだか冴えてる。

岡本　「LUCKY」を封印した成果かな。

見落としやすい腸重積症と心筋炎

岡本　あとは，ピットフォールについても考えよう。例えば，虫垂炎は腹痛からのアプローチで鑑別できるけど，**腸重積では腹痛を訴えないことがあるので，嘔吐診療のピットフォールになるね。**

荻野　小児科で有名なピットフォールといえば，**心筋炎**ですよ。

岡本　ああ，確かに。もちろん経験と丁寧な診察から心筋炎を鑑別にあげて，心エコーや心電図で診断するのが最もスマートだ。

荻野　経験っていうのは，先行する風邪症状や，不自然なほどの循環不全，発熱では説明がつかないほどの頻脈から直感的に心筋炎を疑う力のことですよね。丁寧な診察というのは，肝腫大や肺水腫から心筋炎を疑う力のことでしょうか。

あだち　どちらも自信がありません。

岡本　実際のところ，小児科専門医でも嘔吐が主訴の心筋炎はなかなか鑑別できない。ただ，重症度項目に該当したときに血液検査をすれば，ASTやLDH，CKなどの上昇から心筋炎を疑うかもしれない。または発熱フローチャートに従って胸部X線を撮影することになれば，心拡大から心筋炎を疑うかもしれない。

嘔吐診療の組み立て方

岡本　さて，他に考えることはあるかな。

荻野　もう十分です。フローチャートができました [図1]。

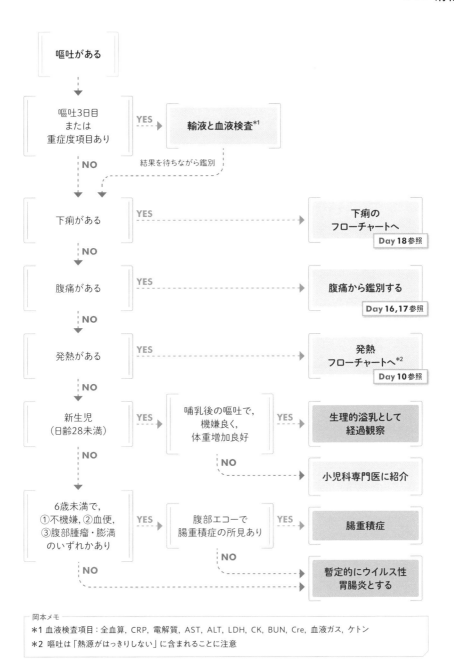

岡本メモ
＊1 血液検査項目：全血算，CRP，電解質，AST，ALT，LDH，CK，BUN，Cre，血液ガス，ケトン
＊2 嘔吐は「熱源がはっきりしない」に含まれることに注意

図1　嘔吐の鑑別フローチャート

岡本 よくまとまったね。正直，驚いた。これでカオスで板挟みな嘔吐診療に，秩序がもたらされたよ。

荻野 当然です，と言いたいところですが，今回はあだち先生のアイディアのおかげです。

あだち あの，腹部X線は撮らなくていいんですか？

荻野 んー。撮ってもいいけど，あんまり価値がない気がするね。

岡本 一応，UpToDateには「日齢2以下の新生児嘔吐と，胆汁性嘔吐に対しては腹部X線検査は適切かもしれない」とある[2]。逆にいうと，**ほとんどのケースで腹部X線検査は必要ではない**ね。……あ，外来から電話が。うん，そうか，了解です。その嘔吐の患者さん，いま到着したって。追加情報だけど，1カ月前から水分摂取がすごく増えて，夜尿も出現しておむつを履くようになったらしい。

荻野 完全に糖尿病性ケトアシドーシス！

岡本 そうだね。でもこの情報を聞き漏らしたとしても，荻野先生のフローチャートなら最初の重症度項目チェックで血液検査して診断できてた。

荻野 いまはそんなこと，どうだっていいじゃないですか。それよりも外来に急ぐよ，あだち先生！

あだち はい！

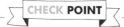

CHECK **POINT**

☑ 消化器疾患を診るときは，まずは嘔吐3日目か，重症度項目に該当するかをチェック。該当するなら血液検査と輸液をする。

☑ 主訴に下痢や腹痛があるときは，その鑑別を優先させる。

☑ 下痢や腹痛がないときは，発熱の有無，新生児かどうか，腸重積らしさがあるかをチェックすることで診療を進めることができる。

Q68
の答え

d）食塩を添加した粥食とする

　嘔吐症状があるので，まずは嘔吐の日数と重症度項目をチェックする。この症例は嘔吐3日目ではなく，重症でもない。次に，下痢があるため，下痢の鑑別フローチャート［➡ **Day 18** p152］に沿って考える。すべての質問が「No」であり，ウイルス性胃腸炎と考えられる。重症ではないウイルス性胃腸炎は，ナトリウムとグルコースが適切に含まれた経口補水療法の良い適応である。本症例は軽症であるので，塩分を添加したお粥でもよいだろう。いかなる状況でも，ミルクや母乳を薄める必要はない。

現場での落としどころ ➡ 「3日目の嘔吐」と「重症度項目」がポイント

嘔吐はプライマリケアの現場ではなかなか苦慮される主訴となるでしょう。UpToDateには「嘔吐＋下痢は，発熱の有無にかかわらず，ウイルス性胃腸炎の可能性がある」とあるように [2]，下痢があれば嘔吐診療の難易度は下がります。確かに下痢があれば下痢から，腹痛があれば腹痛から鑑別を始めたほうが個人的にはうまくいきやすいと感じます。ただ，いきなり下痢や腹痛に飛びつくのではなく，まずは嘔吐の日数や重症度に注目してください。

私が嘔吐患者を診るときは，「輸液は必要だろうか」という視点でみています。もし皮膚ツルゴールの低下，口腔粘膜の乾燥，CRTの延長，多呼吸などがあれば，輸液と血液検査の準備をしながら，鑑別を考えます。私は「嘔吐3日目」というのも，基本的には輸液や検査の対象にしています。なかには「例えば一昨日に嘔吐が1回あって，昨日はなく，今日は嘔吐が1回あった場合も嘔吐3日目だから検査するのか？」という意見もあると思いますが，生理的な溢乳を除けば，やはり嘔吐は気がかりな徴候です。

極論になってしまいますが，下痢や腹痛や発熱を伴わず，生後1カ月以上で全身状態が悪くない嘔吐症は，腸重積症でさえなければ少し様子をみてよいと考えます。正確にいえば，少し様子をみてみないとわからないというべきでしょうか。胃腸炎による嘔吐症であれば1～2日で改善することが多いので，翌日の再診で症状が軽快しているかどうか確認することが大切です。

Day
19
注意すべき嘔吐

詳しくは『小児科ファーストタッチ』をCHECK！

◆ 嘔吐に対する基本姿勢 ➡ p43～44

常に「ウイルス性胃腸炎ではないかもしれない」と念頭に置きながら診療にあたる。例えば，乳幼児期の尿路感染症の主訴が「発熱＋嘔吐」であることは多い。

アセトン血性嘔吐症は小児科外来でありふれた徴候であり，嘔吐や頭痛を認める。アセトン血性嘔吐症は熱性けいれんと同じで，症状でしかない。必ずアセトン血性嘔吐症に至った原因を考える。多いのは感染症（胃腸炎，上気道炎，下気道炎）で水分摂取不良となり，脱水からアセトン血性嘔吐症に至るケースである。

引用文献

1) 小児慢性特定疾病情報センター：1型糖尿病（https://www.shouman.jp/disease/details/07_01_001/）

2) Carlo Di Lorenzo：Approach to the infant or child with nausea and vomiting. UpToDate, 2021（Last updated Jan 21）

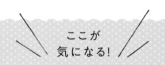

ここが気になる！

子ども診療のギモン

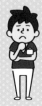

嘔吐のとき，ノロやロタ，アデノウイルスの迅速検査はしたほうがいいですか？

　考え方次第だけど，僕はやってみる価値は高いと思ってるよ。もちろん，便検査でウイルスが検出されても，偶然軽症胃腸炎を合併しただけで嘔吐症の本体ではない可能性や，ウイルス性胃腸炎から腸重積や心筋炎，脳炎・脳症に進展したという可能性は否定できない。

　でもね，物事はできるだけシンプルに考えたほうが真理に近いんだ。「オッカムの剃刀」って言葉を知ってる？　これは必要以上に多くを仮定すべきではない，という意味なんだ。11月だと，検査するとすればアデノウイルスくらいだけど，冬になれば3歳未満の子どもにはノロ，春になればワクチンを接種していない子どもにはロタの検査をするね。偶然おむつに排便があればそれを検体として使えるけど，便検体が採れないときは検査用の綿棒を直腸に挿入し検体を採取する「直腸拭い検査」が便利だよ。直腸拭い検査と便検査は一致率90％以上だから[1]，それなりに正確だ。

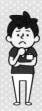

下痢がない嘔吐のみの胃腸炎でも，
直腸拭い検査は有用ですか？

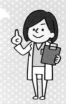

　確かに，下痢がない胃腸炎では直腸拭い
検査の精度は落ちる[1]。でも，そもそも便
検体が採れなければ便検査はできないわ
けで，検体採取の成功率まで加味すれば，
直腸拭い検査は便検査よりも胃腸炎の診
断率が高いことがわかってるよ。

Day
19

注意すべき嘔吐

引用文献

1) Freedman SB, et al : Enteropathogen detection in children with diarrhoea, or vomiting, or both, comparing rectal flocked swabs with stool specimens: an outpatient cohort study. Lancet Gastroenterol Hepatol, 2 : 662-669, 2017 [PMID : 28712662]

脱水への救急対応

症例：**生後11カ月**　　主訴：**発熱, 嘔吐**

11月28日 発熱と嘔吐が出現した。休日診療所を受診し，胃腸炎かもしれないと言われた。

　　　29日 朝にミルクを少量飲んで嘔吐した。元気がなくなったため近医を受診。当院を紹介された。

予診票：体温 38.8℃（腋窩温），心拍数 140 回／分（睡眠時），血圧 72/56mmHg，呼吸数 52 回／分，SpO_2 97%。皮膚ツルゴールは低下している。口腔粘膜の乾燥あり。CRT 2 秒。体重 9.3kg。

☑ **どのタイミングで輸液を決定するか？**

あだち 生後11カ月の発熱，嘔吐です。嘔吐は昨日からですが，全然水分が摂れなくてぐったりしています。

荻野 ……。

あだち ささっと診察しましたけど，口腔粘膜も乾燥しています。まず血液検査と輸液をして，それから……。

荻野 ……。

あだち お，荻野先生……？

岡本 おや，あだち先生。また荻野先生に厳しく指導されてるのかい？

あだち それが，荻野先生が僕のプレゼンに反応しないんです。

岡本 反応がないなら，人を呼んで，脈と呼吸を確認して，C→A→Bで心肺蘇生……だけど，反応は確実にあるよ。僕のこと，すごく睨んでる。

荻野 ……うー。

岡本 わかった，きっと窒息だ。すぐにハイムリック法を［注1］。

荻野 もーうるさいです，全然違います。今回は，あだち先生に助言しないようにしようと思ってるんです。

あだち え？

荻野 あだち先生の小児科研修は明日で終わりです。だから，この1カ月でどれくらいの知識を身につけたのか，チェックしたいんです。だから，あ

166

えてのお口ミッフィーちゃんです[注2]。

あだち そういうことだったんですね。僕があまりにダメダメで，ついに無視されたのかと思いました。

岡本 僕はてっきり，禰豆子の真似して上気道に竹が詰まったのかと思ったよ。そういうことなら黙って見てるから，あだち先生一人でやってみようか。

Q69

生後11カ月の乳児。嘔吐，下痢を主訴に来院した。3日前から発熱と下痢が出現し，昨日から下痢が頻回となった。今朝はお茶を少量飲んでも嘔吐し，元気がなくなった。1週間前に10カ月健診があり，そのときの体重は9.4kg。来院時の体重は8.7kgである。皮膚ツルゴールは低下している。最初の24時間の適切な輸液量はどれか。

‥‥‥‥‥‥‥‥‥‥‥‥‥‥‥‥‥‥‥‥‥‥‥‥‥‥‥‥‥‥‥‥‥‥‥

a）400mL　　　　**b**）800mL　　　　**c**）1,600mL

d）2,400mL　　　**e**）3,200mL

➡ 答えはp172

あだち先生と一緒に脱水への対応を考えてみよう

あだち 嘔吐は2日目だけど，脱水所見や多呼吸などの重症度項目に該当するから，血液検査と輸液は準備しておこう。すみません，輸液の準備お願いします！

あだち 下痢も腹痛もないから，嘔吐のフローチャートだ[➡ **Day 19** p161]。‥‥‥そうか，発熱があるから，発熱のフローチャートに行くのか[➡ **Day 10** p72]。

あだち 生後3カ月未満ではなく，発熱もまだ2日目だ。重症度項目には該当していて，もう血液検査はオーダー済み。胸部X線検査はいるのか‥‥‥？　これは，とりあえず保留しておくとして，2歳未満だから尿検査をしないと。

あだち 輸液の準備ができました？　わかりました，すぐに静脈路確保します。その前に，尿パック貼っておいてもらっていいですか。

あだち　よし，ルートキープできたぞ。血液検査もできた。とりあえず，ヴィーン®D（Na 130mEq/L，K 4mEq/L，Glu 5%）の200mLを1時間で落としてください。輸液しながら結果を待ちましょう。

あだち　血液ガスの結果はすぐに出ますよね。あ，もう出てる。「pH 7.315，pCO_2 29.3，HCO_3^- 14.6，BE −10.2，Glu 43」か。代謝性のアシドーシスが強いのは脱水のせいだろうか。血糖が低いけど，輸液にブドウ糖が入っているから大丈夫かな。30分後に血糖の再検お願いします。

あだち　あ，尿パックに尿が溜まってる！　濁ってるような……。尿路感染症かな。とにかく尿検査に持っていきます。

あだち　血糖は再検しました？　116ですね，了解です。

あだち　血液データが出た。ええと，白血球17,650/μLで好中球優位，CRP 6.8mg/dL。尿も定性検査は出てる……白血球（3＋）だ。やっぱり尿路感染症だ。

あだち　お母さん，いまから結果を説明しますね。尿に白血球を認めました。これは膿尿といって，尿路感染症を示しています。血液検査でも炎症反応が上がっていて，これも尿路感染症の結果だと考えられます。抗菌薬の点滴で治療する必要がありますので，入院したほうがいいと思います。

あだち　病棟には連絡しました。尿培養を出すので，導尿の準備をお願いします。

荻野　はい，よく頑張りました。

あだち　どうでしたか。僕，できてましたか？

荻野　うん，合格です。

岡本　おめでとう。

あだち　ありがとうございます！

脱水対応のポイントは？

荻野　今回のあだち先生の思考を，フローチャートにしてみました［図1］。

あだち　言われてみると，こんな感じで考えてました。

岡本　実際にやってみて，悩んだところはない？

あだち　ええと，輸液はとりあえず20mL/kgを1時間で入れようと思ったんですが，これでよかったですか？

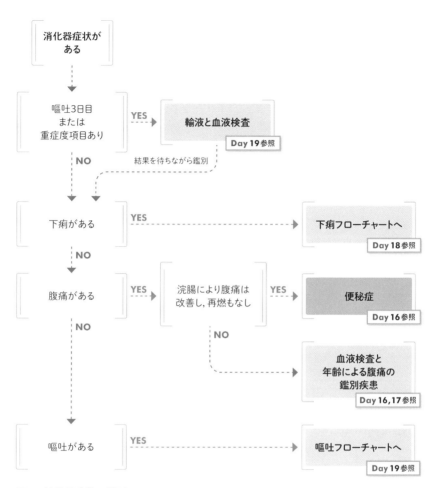

図1　消化器症状の鑑別フローチャート

（フローチャート内テキスト）

消化器症状が
ある

嘔吐3日目
または
重症度項目あり　　　YES　→　輸液と血液検査
　　　　　　　　　　　　　　　　Day 19参照

NO　　　　結果を待ちながら鑑別

下痢がある　　　YES　　　→　下痢フローチャートへ
　　　　　　　　　　　　　　　　Day 18参照

NO

腹痛がある　　　YES　→　浣腸により腹痛は
　　　　　　　　　　　改善し，再燃もなし　　　YES　→　便秘症
　　　　　　　　　　　　　　　　　　　　　　　　　　Day 16参照

NO　　　　　　　　　　　　　　　　　NO

　　　　　　　　　　　　　→　血液検査と
　　　　　　　　　　　　　　年齢による腹痛の
　　　　　　　　　　　　　　鑑別疾患
　　　　　　　　　　　　　　Day 16,17参照

嘔吐がある　　　YES　　　→　嘔吐フローチャートへ
　　　　　　　　　　　　　　　　Day 19参照

岡本　それでいいよ。もちろん，意識障害があったり，CRTが延長していた
　　　りしてショックだと認識したんだったら，20mL/kgの生理食塩液を5
　　　～10分で投与することになるんだけどね［表1］。今回の患者さんは重症
　　　度項目には該当してるけど，脱水の重症度としてはおそらく中等症だ
　　　［表2］。ショックではなさそうだから，あだち先生のやったとおりでい
　　　いよ。

表1　脱水への対応

	すべきこと	輸液の投与法	備考
軽症	経口補水療法で十分	不要	子どもが嘔吐すると, 保護者は強く動転する。点滴を希望する保護者は多く, 医学的な必要性がないことを理解してもらうには相当の時間と労力が必要であることを覚悟する。
中等症	非専門医は輸液のほうが無難(専門医は経口補水療法を試みることが多い)	20mL/kgを1〜2時間かけて投与。低血糖*がある場合は, 10%ブドウ糖液2mL/kgを静注する。	■ その病院で最も使用されている初期輸液でよい。 ■ 筆者はブドウ糖の静注では, 初期輸液の点滴ボトルに50%ブドウ糖液を追加し, 糖濃度が5〜10%になるようにしている。
重症	ショック状態なので, 速やかに小児科専門医に相談のうえ, 輸液を急速投与	生理食塩液を5〜10分かけて急速投与し, 意識状態が改善するまで繰り返す(専門医による対応)。	■ 急速投与時は, うっ血性心不全徴候(SpO$_2$低下や肺雑音の増強, 肝腫大)に注意。 ■ 心疾患を有する児が脱水徴候を認めた場合は, 小児科専門医に相談する。

* 米国小児内分泌学会の「低血糖診療ガイドライン2015」によると, 生後48時間以降の小児では血糖<54mg/dL。

荻野　うちはヴィーン®Dをよく使ってるけど, フィジオ®140でも, ソルアセト®Dでも, ビカーボン®でも, ポタコール®Rでも, お好きにどうぞ。**Naが130 mEq/L以上入ってるやつなら, なんでもいいよ。**ショック状態に対して急速輸液するときは, 生理食塩液のほうがいいと思うけどね。

あだち　胸部X線は撮ったほうがよかったですか?

岡本　それはなんともいえない。同じようなケースで心筋炎だったってこともあるから, 胸部X線は撮ってもいいとは思うんだけど。輸液で元気になるなら, 画像検査は不要って考え方もある。

あだち　あとは抗菌薬の選択とか, 腎エコーとか, 排尿時膀胱尿道造影とかについてですが。

岡本　大切なことだね。でも, 病名がはっきりしているんだから, ここからは難しくないよ。

荻野　病名が決まるところまでが, 難しいんだよ。キミはそれができた。できるようになって, 本当によかったね。

あだち　ご指導, ご鞭撻, ありがとうございました!

岡本　まだ早いよ。明日もあるんだから。あだち先生は貴重な戦力だ。明日もよろしく。

表2　脱水の評価（組み合わせて総合的に判断する）

	症状	体重減少*1	下痢の回数*2	嘔吐の回数*2	血液ガス	哺乳量*3
軽症		3～5%	1日数回	1日1～2回	BE −5～−10mmol/L	
中等症	■大泉門の陥凹 ■両目がくぼんでいる ■泣いているのに涙が出ない ■口腔粘膜の乾燥 ■尿量低下（おむつをしている年齢であれば保護者に聞けばわかる） ■皮膚ツルゴールの低下 ■CRT 3秒以上（冬季で待合室が寒いときのCRTは参考にならない） ■頻脈 ■手足が冷たい ■多呼吸だが陥没呼吸がない	6～9%	1日10回未満	1日5回未満	BE −15mmol/Lまで	1日に100mL/kg未満では脱水になりうる
重症	■意識レベル低下 ■活気不良 ■血圧低下*4	10%以上	1日10回以上	1日5回以上	■HCO₃⁻ 15mEq/L未満（感度81.8%, 特異度71.4%） ■BE −15mmol/Lを超える	

［注：HCO₃ は HCO_3^-、15mEq/L未満（感度81.8%, 特異度71.4%）、BE −15mmol/L を超える］

＊1 新生児や乳児では母子手帳を確認し，直近の体重と現在の体重を比較することでも脱水の程度を推量できる。

＊2 筆者の経験則。

＊3 新生児，乳児では哺乳量を尋ねる。完全母乳では吸いつき具合，人工乳であれば1回量と回数を確認する。1日に100mL/kg以上飲めていれば脱水にはならないが，それ未満では脱水になりうると筆者は経験的に感じる。

＊4 収縮期血圧が「70 +（年齢）× 2未満」。10歳以上は90未満。

Day 20 脱水への救急対応

☑ 消化器症状（下痢，腹痛，嘔吐）があるときは，最初に脱水徴候を含めた重症度項目（特に多呼吸，口腔粘膜の乾燥，皮膚ツルゴールの低下）を評価し，該当するなら輸液を準備する。

☑ 重症な脱水によるショック状態（意識レベル低下や活気不良，CRT 3秒以上，血圧低下）がある場合は，輸液を最優先にする。

Q69 の答え **c）1,600mL**

　　直近に健診などで体重を量っている場合は，引き算で水分喪失量が推定できる。

　　直近の体重がわからない場合は，症状や血液ガスから水分喪失量を推定する。大泉門の陥凹，泣いているのに涙が出ない，口腔粘膜の乾燥，尿量低下（おむつをしている年齢であれば保護者に聞けばわかる），皮膚ツルゴールの低下，多呼吸などがあれば体重の5％以上の水分喪失がある[1]。意識レベル低下や活気不良，血圧低下があれば，重症な脱水によるショック状態であり，10％以上の水分喪失がある。血液ガスでBE − 10mmol/L以下なら体重の5％以上の水分喪失，BE − 15mmol/L以下なら10％以上の水分喪失があると考えられる。

　　重症な脱水によるショック状態に対しては，20mL/kgの生理食塩液を5～10分かけて投与し，改善がなければ繰り返す。ショック状態ではない脱水に対しては，UpToDateでは明確な指針はないとしつつも，10mL/kgの初期輸液を30～60分かけて投与することを提案している[2]。筆者は20mL/kgの初期輸液を1時間かけて投与している。本問の場合は，体重を約10kgとして，200mLの初期輸液を1時間で投与する。入院後に残り1,400mLを投与するために，60mL/時の速度で輸液してもいいが，実際は少し食べたり飲んだりすることもあるので，筆者は40mL/時で輸液する。

ここだけは外してほしくない

現場での落としどころ ➡ 脱水は重症度の見極めが大事

　　プライマリケアの現場で輸液ができるかどうかは，施設によって異なると思います。輸液ができない施設で輸液が必要になった場合は，小児科がある病院に紹介するタイミングとなるでしょう。

　　当院では，プライマリケア医を目指す若手の先生や，初期研修医の先生が小児科を研修しにきます。外来をやらせてみると結構できてしまいます。積極的に小児科外来を手伝ってもらうと，彼らにとっても良い勉強になりますし，小児科医としても戦力として助かります。Win-Winの関係です。本書を読んでくださっているプライマリケア医の先生方も，ぜひ子どもをたくさん診ていただければと思います。診れば診るほど自信になりますし，プライマリケア医の先生方に子どもを診てもらえるようになれば小児科医も助かります。本書が子どもを診るためのステップアップにつながれば幸いです。

━━━ 詳しくは『小児科ファーストタッチ』をCHECK！ ━━━

◆ **脱水の評価** ➡ p45〜46

◆ **経口補水療法** ➡ p46〜47

　経口補水療法は軽症脱水には非常に有効な治療戦略である。OS-1® やアクアライト® は病院の売店や薬局で入手可能。味が気に入らなければ，水で2倍に薄めたりんごジュースでも効果が高い。幼児期以降であればスプーンで1杯ずつ飲ませる。ティースプーン1杯はおよそ1mLである。CDCガイドラインでは「3〜4時間で50〜100mL/kgを投与し，下痢や嘔吐のたびに，10kg未満には60〜120mL，10kg以上には120〜240mLを投与する」とある。かなり大変であるが，これができれば点滴は不要である。

　乳児期の経口補水療法は難しい。母乳は継続し，粉ミルクも薄める必要はない。1回量を普段の半分程度の量にし，回数を増やす。離乳食が始まっている場合であれば，OS-1® やアクアライト® をスプーンであげてよい。

◆ **輸液** ➡ p48

Day
20

脱水への救急対応

引用文献

1）Gary R Fleisher : Approach to diarrhea in children in resource-rich countries. UpToDate, 2019（Last updated Aug 14）

2）Michael J Somers : Treatment of hypovolemia（dehydration）in children. UpToDate, 2020（last updated Aug 05）

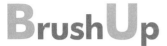

消化器の腕試しテスト

Case 1

症例：**6歳**　　主訴：**発熱，嘔吐**

11月29日 夕食後に嘔吐した。 発熱38.1℃を認めた。

　　30日 朝は熱が下がっていたので学校に行った。 学校で嘔吐し，顔色が悪かったため，小学校から救急車で当院に搬送された。 救急室で母親と合流しており，児の付き添いとして母親と小学校の先生がいる。

予診票：体温37.9℃（腋窩温），心拍数94回/分（覚醒時），呼吸数22回/分，SpO₂ 99%，顔色は良くなっているとのこと。 意識は清明で受け答えはしっかりしている。 聴診では呼吸音清明。 耳痛なし。

Q70 まず確認することは?

Q71 重症ではないと判断した場合にしたほうがよい検査は?

Q72 検査に異常はなかった。暫定的な診断と，適切な再診のタイミングは?

→ 答えはウラへ

Q70 の答え

まず重症度項目を確認

　嘔吐があるので，消化器症状の鑑別フローチャート [➡ **Day 20** p169] に沿って考える。嘔吐している児を診察するときは，重症度項目を最初に考える。特に口腔粘膜の乾燥，皮膚ツルゴール低下，CRT 3秒以上，多呼吸といった脱水徴候に注意する。重症度項目に該当するときは，血液検査とともに輸液することになる。なお，本症例のように嘔吐直後に顔色が悪いケースはよくあるが，来院時に顔色が良くなっていれば心配しなくてよいケースが多い（筆者は「嘔吐による迷走神経反射」と説明している）。

Q71 の答え

尿検査

　消化器症状の鑑別フローチャートに沿って考えると，嘔吐の鑑別フローチャート [➡ **Day 19** p161] に移行し，発熱があるため発熱フローチャート [➡ **Day 10** p72] へ進む。本症例は聴診所見がなく，耳痛もない。発熱フローチャートにおいて判断に迷うのは，熱源がはっきりしているかどうかだろう。「嘔吐は胃腸炎」と考えるのは早計であり，熱源ははっきりしていないと考えるべきである。もし無理なく外来で排尿できるのであれば，尿検査を行っておいてもよい。

Q72 の答え

ウイルス性胃腸炎と暫定的に診断し，
翌日嘔吐が続く場合は再診してもらう

　ウイルス性胃腸炎は嘔吐症状から始まることが多い。だが，嘔吐＝ウイルス性胃腸炎と即断するのではなく，上記のプロセスを経たうえで，暫定的にウイルス性胃腸炎と診断する習慣を身につけてほしい。さらに，保護者に対しては，「翌日も嘔吐が続くときは，検査をしましょう」と説明するとよい。なぜなら，翌日まで嘔吐が続く場合は，嘔吐3日目となるため，一度血液検査をして，本当にウイルス性胃腸炎として矛盾がないか再考すべきである。

Case 2

症例：**12歳，男子**　主訴：**腹痛，嘔吐**

11月30日 早朝，睡眠時に突然腹痛が始まった。あまりに強い腹痛のため，救急車で受診。救急車内で嘔吐した。

予診票：体温36.7℃（腋窩温），心拍数120回/分（覚醒時），呼吸数24回/分，SpO_2 99%。CRTは迅速。下腹部を強く痛がっている。

Q73 重症度項目に該当せず，まずは便秘症を疑った。浣腸液を温めている間に，どこを診察するか？

Q74 浣腸したあと腹痛が軽快したため帰宅したが，帰宅後すぐに腹痛が出現し，再診した。体温37.5℃（腋窩温）で，反跳痛を認める。腹痛の場所は右側ではなく，やはり臍下である。すべき検査は？

Q75 アルバラードスコア7点となった場合にすべき検査は？

➡ 答えはウラへ

Brush
Up

消化器の腕試しテスト

Q73 の答え

心筋炎，虫垂炎，精巣捻転を念頭に置いた診察
（肝腫大，右下腹部痛，反跳痛，精巣腫脹や発赤の確認）

　消化器症状の鑑別フローチャートに沿って考えれば，重症度項目に該当せず，下痢がなく，腹痛があるのでまず浣腸を行う。浣腸の準備をしている間に，年齢による腹痛の鑑別疾患 [➡ **Day 16** p140] について考えておくとよいだろう。12歳男子の場合は，心筋炎，虫垂炎，精巣捻転が鑑別にあがる。肝腫大がないか，右下腹部痛や反跳痛はないか，精巣の腫脹や発赤はないかを確認する。特に，精巣は意識して診察しないと見落としやすい。

Q74 の答え

血液検査（この時点で腹部CTを行ってもよい。自信があるなら腹部エコーでもよい）

　浣腸後も腹痛が軽快しない場合，血液検査が必要である [➡ **Day 17** p147]。白血球数，好中球分画からアルバラードスコアを求める。

Q75 の答え

腹部CT検査

　心窩部から右下腹部への痛みの移動は，小児では珍しく，本症例でも認めない。食欲不振は確認していないが，本症例ではまず認めるだろう。嘔吐はある。圧痛は右下腹部ではない。反跳痛はある。発熱がある。血液検査の表記はないが，アルバラードスコアが合計7点であったことを考えれば，白血球数10,000/μL以上，好中球分画75%以上だったのだろう。これらを踏まえると，腹部CT検査が必要である。

Case 3

症例：**7歳**　　主訴：**下痢**

11月26日 この日から下痢がみられるようになった。下痢は1日5〜10回。嘔吐はなく、水分は摂取できる。

30日 下痢が続くため受診した。現在、内服している薬はない。

予診票：体温36.3℃（腋窩温）、心拍数92回／分（覚醒時）、呼吸数18回／分、SpO_2 98%。CRTは迅速。

Brush Up 消化器の腕試しテスト

Q76 問診で重要なことは？

Q77 下痢は治まってきたが、翌朝から頻回の嘔吐が出現した。徐々に元気がなくなり、表情が乏しく歩行ができなくなった。体温36.4℃（腋窩温）。脈拍102回／分。血圧92/50mmHg。顔面は蒼白。咽頭に発赤を認めない。呼気に酸臭を認める。心音と呼吸音とに異常を認めない。皮膚のツルゴールは低下している。CRT 2秒。何が起きていると考えられるか？

Q78 すべき検査と処置は？

➡ 答えはウラへ

Q76 の答え

血便・粘液便の有無，腹痛の有無の確認

　重症度項目に該当しないので，下痢の鑑別フローチャート[➡ **Day 18** p152]に沿って考える。血便・粘液便や腹痛の有無は聞かなければならない。細菌性腸炎が鑑別にあがるのであれば，5日以内の食事歴，特に加熱不十分な鶏肉，鶏卵，豚肉，牛肉，生野菜を食べたかどうかは自然に聞けるだろう。ウイルス性胃腸炎が鑑別にあがれば，小学校や家族で何か嘔吐下痢症が流行していないか自然に聞けるだろう。

Q77 の答え

アセトン血性嘔吐症

　頻回な下痢による脱水とストレスにより，頻回の嘔吐と全身倦怠感を訴えている。胃腸炎の自然経過としては，下痢症状から5日後に嘔吐を認めることは典型的ではなく，別の病態が起きていると考えるべきだろう。呼気に酸臭を認めることから，ケトン体が血中で増加している可能性が高い。アセトン血性嘔吐症を考える。

Q78 の答え

血液検査，輸液

　症状が変化した場合は，再び消化器症状の鑑別フローチャート[➡ **Day 20** p169]を最初から考え直す。皮膚ツルゴールの低下や，顔面蒼白は重症度項目に該当するので，血液検査と輸液をする。このとき，血液ガスによって脱水の重症度や血糖値を知ることができるし，ケトンを測定できればアセトン血性嘔吐症をより診断しやすくなるだろう。

　なお本症例は脱水徴候を認めるが，ショック状態ではないと考えられる。輸液の量と速度は，体重が20kgだとすれば，筆者は500mL（20mL/kgが目安なので400mLでもよいが，少し残すくらいなら筆者は入れ切っている）の初期輸液を1時間で投与するだろう。

注釈

Day 16

［注1］ 食餌性イレウスは全イレウスのうち0.3～4.0% 前後である。 原因はコンニャク30%、海藻 10%、餅5%とされる。 餅イレウスの特徴は、 ①1月に多い、②義歯、歯牙欠損、早食い、丸 呑み癖、30mm以上の餅の丸呑みがリスク、③ 摂取後1日以内の急激な発症、強い間欠痛、腹 膜刺激症状や腹水を伴いやすい、④下部小腸 を閉塞しやすい、などである。 おはぎ性イレウ スは餅イレウスの一種と考えることができる[1]。

［注2］ 最強の魔法使いヴォルデモートと似ている薬と して、最強のステロイド外用剤デルモベート® (クロベタゾールプロピオン酸エステル) があ げられる。

［注3］ チョコレートに含まれるテオブロミンには覚醒 作用があるといわれるが、一方でチョコレート 含まれるγ-アミノ酪酸(GABA)は抗ストレス 作用から安眠効果があるとされる。 結局チョ コレートで目が覚めるのか眠くなるのかは不明 である。 なお、岡本先生はチョコレートで鼻 血が出やすくなるのか真剣に調べていた時期 があり、例えば遺伝性出血性末梢血管拡張症 (オスラー病) 患者はチョコレートで鼻出血が 増えた[2]。 またチョコレートの抗血小板作用 についても報告がある[3]-[5]。

［注4］ 小児科医にしかできない特殊スキルというもの はあまりなく、むしろ他科の協力なくして診療 ができない。 例えば、耳垢で閉塞していれば 耳鼻科の協力なしに中耳炎の診断はできない し、炎症性腸疾患の診断には消化器内科の内 視鏡検査が必須である。 さらに、診断ができ ても小児科では治療できないケースもある。 アルバラードスコアで虫垂炎を診断したら外科 に、PECARN基準で脳出血を診断したらその 先は脳外科コンサルトとなる。 だからこそ、診 断から治療まで小児科で完結できる腸重積診 療は小児科医にとって貴重であり、同時に「小 児科医になってよかった」と実感できる機会で もある。

［注5］ 2人とほぼ同じやりとりが、2021年2月の第 115回医師国家試験に出題され、岡本先生は なぜか得意だった。 ちなみに、この原稿を 書いていたのは2020年10月である。

Day 17

［注1］ Day 13の注1(p132)で解説した悪いニュース の続きが、虫垂炎か腸重積である。

［注2］ 岡本先生は見た目に騙される痛い経験が積み 重なって、小児科10年目くらいから「小児は 見た目に惑わされるな」の境地に至った。 騙 されるというのは、「元気そうにみえたにもかか わらず重症だった」という意味である。 これは 小児科医の「第六感」が感度61.9%、特異度 97.2%で、感度が思いのほか低いことと関連し ている[6]。 特にダウン症などの基礎疾患があ る児では、第六感が全然働かない。

［注3］ 上前腸骨棘から臍までのライン上の1/3の距 離の位置。

［注4］ NHK教育「みいつけた!」の登場人物オフロス キーは、このセリフを言いながらバスタブから 登場する。 簡単なゲームをして、最後に「また やろう!」と言い、コーナーが終わる。

Day 18

［注1］ 逆に季節性のない胃腸炎として、アデノウイル ス腸炎がある。 感染性胃腸炎による入院例の 6%を占め、ロタウイルスの1/6である。 発熱 を認めない例もあり、一般的なウイルス性胃腸 炎と比較して特徴的な所見はない[7]。

Day 19

［注1］ 不思議なことだが、このセリフは2005年3月 までドラえもんの声を担当した大山のぶ代さん の声で脳内再生される。

［注2］ 力が出ないときの言い訳として「顔が濡れて」 や「顔が汚れて」、「顔が潰れて」などは仕方 がないと思うが、「顔が欠けて」という言い訳 だけは、「僕の顔をお食べ」と顔を提供した行 動への後悔または顔を食べた子どもへの責任 転嫁のようにみえて、「ヒーローらしくないので は?」と疑問の声が上がっている。

Day 20

［注1］ 腹部突き上げ法。 片手で握りこぶしを作り、 親指側を傷病者の心窩部のやや下に当て、そ のこぶしをもう一方の手で握り、すばやく手前 上方に向かって圧迫するように突き上げる。 なお、言葉が出ないことから上気道閉塞が疑 われたが、窒息では通常、「チョーキング・サ イン」(自分の喉を親指と人差し指でつかむ行 動) が見られる。

［注2］ (・×・)

引用文献 ⋯⋯⋯⋯⋯⋯⋯⋯⋯⋯⋯⋯⋯⋯

1）野村栄樹，他：仙台市立病院医誌，38：3-8，2018
2）Silva BM, et al：Laryngoscope, 123：1092-1099, 2013
3）Innes AJ, et al：Platelets, 14：325-327, 2003
4）Hermann F, et al：Heart, 92：119-120, 2006
5）Flammer AJ, et al：Circulation, 116：2376-2382, 2007
6）Van den Bruel A, et al：BMJ, 345：e6144, 2012
7）服部文彦，他：小児感染免疫，27：271-278，2015

後 日 談

白く霞んだ空気があたりを覆いつくしていた。
「霧だ」
口を衝いて出た言葉を飲み込むように，大きく息を吸い込んだ。冷たい空気が肺に流れる。
僕は身を震わせてから，コートのポケットに手をつっこんだ。手を冷やしてしまうと，朝の採血のときに指先の感覚が鈍るかもしれない。もし失敗したら荻野先生に怒られる。きっと「赤ちゃんの痛みを知れ！」とデコピンされる。
そこまで考えて，僕は首を振った。今日からは小児科じゃなかった。もう12月。小児科研修は終わったんだ。
朝8時，僕はいつものように歩いて出勤していた。宿舎と病院の距離は，徒歩で10分程度。いつもはすぐそこに見える病院が，今日はぼんやりと霞んでいた。
そのとき，僕の横を風が吹き，目の前を通りすぎた。自転車通勤の荻野先生だ。
「おはようございます，荻野先生」
キキーと甲高い金属音が続いたあとに，荻野先生は自転車から降りた。振り返る。
「うん，おはよー」
僕は小走りで追いかけて，荻野先生の横に並んで歩く。「すごい霧ですね」
話題を考えて，結局何も思いつかず，天気の話になってしまった。ありきたりで，機転が利かない。何かの本に書いてあったとおりだ。でも，それなりに自然な流れでもあるか。
「そうだね，今日は晴れるよ」
荻野先生は前を向いたまま答えた。その言葉に，僕は空を仰いだ。真っ白だ。雲が出ているのか，それとも霧の向こうは青空が広がっている

のか，それすらもわからない。
「そして，きっと暖かくなる。小春日和だね」
きっと，という言葉と裏腹に，100%そうなるという自信に満ちた口調。荻野先生はいつも自信に溢れている。それが，周りに安心感を与えている。
　　　　　　　＊　＊　＊
いつか荻野先生が言っていた言葉を思い出した。「不安は伝染するから。私は……不安を見せないようにしてる」と。荻野先生でも不安になるようなことがあるのだろうか。でも僕は不安だらけの小児科研修で，そんな荻野先生に自信をもらった。
「次は何科？」
「今日から救急です」
「そっか」
すーっと自転車を走らせ，荻野先生は先を行った。霧の中，背中がぼやけていく。
本当に今日は晴れるのか。暖かくなるのか。天気予報はなんて言ってたっけ。小春日和って12月に使う言葉だったっけ。
病院の敷地内を1人で進んでいくと，駐輪場に自転車を停めてきたのであろう荻野先生とまた合流する。「お久しぶり」などと軽口を叩かれながら，職員通用口を通る。
その先で，コンビニエンスストアから出てきた岡本先生と遭遇した。
「あだち先生と荻野先生，いいところに。見てよ，懐かしいお菓子が売ってたから買ったんだけど，3つとも全部同じシールだったんだ。こういうのはダブったっていうの？ それともトリプったっていうの？ そんな言葉ある？」
「よかったじゃないですか，私はそのキャラ好き

ですよ。でも，店先で開封するのはどうなんでしょうね」

2人のいつものノリに，僕は笑ってしまった。同時に，もうこのグループじゃないんだと考えて，いくらか寂しさを感じた。

「複雑な顔してどうしたんだい。おセンチなのかい？」

「え……？」

「しまった，平成と令和との境界に連なる深い断層が」

「いまのは平成でもないです。完全に昭和です」

荻野先生のツッコミに，僕はもう一度笑った。

どうやら僕は，物事を難しく考えてしまうようだ。実際は，とても簡単なことだ。1カ月で物足りないと感じたのなら，もっと長くそこにいればいい。

「来年，選択で小児科をもう一度回りたいです」

「大歓迎だよ。先生には僕の得意な救急とか新生児とかアレルギーとかを教えられなかったからね！」

岡本先生は，満面の笑みを浮かべて僕の背中を叩いた。その横で荻野先生がため息をつく。

「来年のことより，今日からの救急科ですよ。あだち先生は手先こそ器用ですが，行動と考え方に不器用な一面があるので心配です。ドクターヘリが到着しても，迷子になって乗れないかもしれません」

「さすがにそれは。屋上ですよね」

職員用階段を上りながら，僕は人差し指を上に向けた。7階建ての病院は，その屋上にヘリポートを備えている。この階段を上ればヘリポートに着くはずだ。迷子になるはずがない。

「いや，先生なら迷子になるかもしれない。いまのうちに屋上を見に行っておこう。カンファレンスまで，まだ少しだけ時間がある」

岡本先生は腕時計を見ながら，真面目な口調で言った。同じ口調で荻野先生が続ける。

「いいですね。白衣に着替えたら，屋上で集合しましょう。空は青いし，山は赤いですよ」

冗談を言っているようには思えなかった。確かに救急科を回れば，ヘリ搬送の機会もあるだろう。動線や広さや勝手を前もって知っておくことは，無意味ではない。それに，屋上からの景色も見てみたい。

「でも，霧が出ていて何も見えないんじゃないですか？」

「この霧はすぐに晴れるよ。突然霧が晴れ，暖かい日差しが差すことから， アメリカではIndian summerとも呼ぶんだ。おそらく奇襲に適した気候だったんだろうね。日本では小春日和と言うけど，春と言ったり夏と言ったり，でも実は秋から冬に使う言葉で，春夏秋冬フルコンプだ」

「大丈夫。霧は晴れるよ」

霧は晴れる。荻野先生の言葉が，違った意味に聞こえた。

「岡本先生は相変わらず何言ってるのか不明瞭ですが。霧というか，もやですね」

「失敬な。僕こそクリア中のクリアじゃないか。天気に例えるなら快晴，意識状態に例えるなら清明，JCSに例えるなら0だよ」

＊ ＊ ＊

患者さんは病名を背負ってこない。現病歴と現症から，僕は病名を考えなければならない。そういう臨床推論は学生のときから練習してきたつもりだった。でも実際の子どもを前にすると，結局何から始めればいいのかわからなくなった。何に気を付けるべきなのかわからなくなった。病名さえわかれば教科書やUpToDateで調べられるけど，病名がわからないと調べることさえできない。そんな霧の中に1カ月前の僕はいた。

「自撮り棒なんか持ってるんですか？ いらないですよ。先生が撮ればいいでしょう」

「いや，僕だって写真に写りたいよ。あだち先生だって3人で写りたいよね？」

でも，いまは光が見えてきた。どういうポイントに気を付けて診察し，どういうポイントがあればどの検査をするかがわかってきた。2人の先生が，診療のポイントを細かくチェックしてくれたおかげだと思う。

「僕は，どっちでも」

「聞いた？ この主体性のなさが令和だよ。来年小児科に回ってきたら，その性根も叩き直さないと」

「岡本先生の昭和魂も叩き直しておくから安心して。来年，待ってるから」

霧は晴れる。正確には，晴れてきた。

索引

Profile

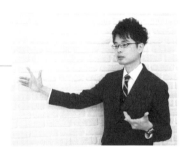

岡本 光宏
Mitsuhiro Okamoto

兵庫県立丹波医療センター小児科 医長

略歴

1982年生まれ。甲陽学院高等学校, 奈良県立医科大学医学部医学科卒業後, 神戸大学大学院医学研究科小児科学分野に入局。姫路赤十字病院, 明石医療センター, 兵庫県立柏原病院勤務を経て, 2019年から現職。

主な資格認定

日本小児科学会 小児科専門医・認定小児科指導医, 日本アレルギー学会 アレルギー専門医, 医師臨床研修指導医, 日本周産期・新生児医学会 新生児蘇生法「専門」コースインストラクター, 米国心臓協会 PALS (小児二次救命処置) インストラクター

連絡先

Twitter
https://twitter.com/pediatrics_jp
Facebook
https://www.facebook.com/okamoto.pediatrics
ブログ (笑顔が好き。)
http://pediatrics.bz/

メッセージ

兵庫県立柏原病院は2019年7月に丹波医療センターとして生まれ変わりました。子どもを診ることができる医師になりたい方, 大歓迎です。

子どもの診かた、気づきかた

小さな異変もこぼさず拾える！

定価　本体3,200円（税別）

2021年11月25日　発　行

著　者　　岡本 光宏

発行人　　武田 信

発行所　　株式会社 じ ほ う

　　　　　101-8421　東京都千代田区神田猿楽町1-5-15（猿楽町SSビル）
　　　　　電話 編集　03-3233-6361　販売　03-3233-6333
　　　　　振替　00190-0-900481
　　　　　＜大阪支局＞
　　　　　541-0044　大阪市中央区伏見町2-1-1（三井住友銀行高麗橋ビル）
　　　　　電話　06-6231-7061

©2021　イラスト　nakata bench　組版　(株)ホッズデザイン　印刷　(株)日本制作センター
Printed in Japan

本書の複写にかかる複製，上映，譲渡，公衆送信（送信可能化を含む）の各権利は
株式会社じほうが管理の委託を受けています。

ISBN 978-4-8407-5390-6